编委会

主　编　高　岩　赵梓伶　刘玲芳
副主编　徐丹凤
编　委　昝玲丹　陈晓琴　曾泽英　宋　蝶
　　　　　邓文静　蒲镜羽　孙彬蓉　吴红英
　　　　　苏立梅　赖海清　韩　君　王　扬
　　　　　何雪莲　周　羽

序

母乳喂养是镌刻在生命基因里的最初契约，在人类演化中为母婴构筑起天然免疫屏障。当世界卫生组织将"母乳喂养是全球公共卫生优先事项"确定为核心政策立场之一，当世界卫生组织和联合国儿童基金会以"爱婴医院"倡议构建全球母乳喂养支持网络，我们愈发清晰地认识到：母乳喂养这项承载着生命传承的自然行为，已成为衡量现代医疗文明程度的重要标尺。作为妇幼健康战线的守护者，医护人员既是循证医学的践行者，更是母乳喂养生态体系的构建者——我们手中托举的不仅是哺乳技巧，更是千万家庭的育儿信心。

本书以临床问题为导向，构建了"理论—实践—人文"三维知识体系：基础理论方面，

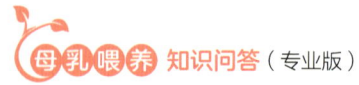

系统梳理泌乳生理机制与婴幼儿营养需求的科学关联;临床实践方面,聚焦衔乳姿势调整、乳汁分泌评估等核心技能;特殊情境处理方面,涵盖早产儿哺乳、母婴分离等复杂场景,整合世界卫生组织最新喂养指南内容与多中心临床经验;沟通指导方面,应用"共情式咨询模型",帮助医护人员掌握哺乳期心理支持技巧。尤为重要的是,本书"质量控制"内容,将母乳喂养支持流程进一步细分,为构建同质化服务体系提供了实操蓝本。

  母乳喂养推广不仅面临技术挑战,更是涉及医疗服务模式的深层变革。从产房初乳接触到社区延续支持,从医学指标监测到家庭功能评估,现代母乳喂养支持已发展为融合营养学、心理学、护理学等的交叉式科学实践。这要求我们既要有透过泌乳量数据洞察供需平衡状态的专业敏锐性,也要有"蹲下身"了解职场母亲背奶工作的艰辛的人文温度。

在此致谢参与编撰的多学科专家团队，妇幼保健领域的权威学者将国际前沿知识转化为本土实践，母乳喂养领域的临床专家奉献了丰富的实战经验，心理学专家构建了母乳喂养支持的心理评估体系。更要感谢所有爱婴医院的一线医护人员，是你们在病床前的千万次示范，让母乳喂养的科学理念照进现实。

当产房第一声啼哭与母亲的心跳同频共振，当初乳的免疫活性物质在婴儿肠道筑起第一道防线，我们深知：每一次专业指导都是对生命最初的温柔守护。愿本书成为医护人员手中的实用罗盘，让我们在母乳喂养的征程中，以科学为帆，以仁爱为桨，载母婴健康之舟驶向更远、更美好的未来。

王刚
2025 年 7 月于四川省妇幼保健院

目录

第一章 母乳喂养的相关概念及基本知识 1

1. WHO 推荐纯母乳喂养可以喂养到孩子多大? 2
2. 哪些新生儿可以确定为纯母乳喂养? 4
3. 纯母乳喂养率如何计算? 4
4. 初乳的重要性表现在哪些方面? 4
5. 初乳有哪些特点? 5
6. 母婴同室的重要性有哪些? 6
7. 皮肤接触的好处有哪些? 8
8. 前奶和后奶有什么区别? 9
9. 乳汁的颜色为什么会不一样? 10
10. 世界卫生大会为了保护、支持和促进母乳喂养曾颁布了哪些决议? 11
11. 促进母乳喂养需要哪些人员的帮助? 19
12. 母乳喂养的好处有哪些? 20
13. 婴儿出生后 6 个月内母乳喂养的重要性体现在哪些方面? 21
14. 常见的母乳代用品包括哪些? 23
15. 母婴分室时应从什么时间开始挤奶? 24
16. 母乳中 IgA 的作用是什么? 24

17. 母乳中 α-乳白蛋白的作用是什么? 26
18. 哪些东西医疗机构不可以免费为孕产妇派送? 27
19. 新生儿出生3天及3天后的胃容量是多大? 28
20. 母乳喂养的母亲是不是液体摄入越多，母乳越多? 29
21. 母亲停止母乳喂养后，可以重新开始吗? 32

参考文献 35

第二章 乳汁的产生和分泌 37

1. 乳房中哪一部位的腺体组织最多? 38
2. 蒙氏结节有哪些作用? 40
3. 初乳是什么时候产生的? 41
4. 泌乳量的多少完全由泌乳素决定吗? 44
5. 和哺乳相关的几种主要激素有哪些? 47
6. 乳汁自泌乳Ⅱ期触发开始发生了哪些明显的变化? 53
7. 产后数天产妇开始"下奶"时，会有哪些表现? 55
8. 乳腺管通畅时哪些方法可以缓解乳房不适感? 56

9. 产后数天,产妇会觉得乳房又热又重又硬,可以看见乳头有乳汁往下滴,这是堵奶了吗? 57

 参考文献 62

第三章　母乳喂养的技巧　　65

1. 手挤奶的指征是什么? 66
2. "挤奶时将拇指及食指放在距乳头根部大约2cm的位置,二指相对进行挤压。"对挤奶的描述是否正确? 68
3. 如何做到按需哺乳? 69
4. 母乳喂养时母亲抱婴儿的要点有哪些? 71
5. 常见的母乳喂养姿势包括哪些? 75
6. 含接乳房时,婴儿的嘴巴应含接到乳房哪些部位? 81
7. 婴儿吸吮不佳的常见表现有哪些? 83
8. 婴儿含乳困难的原因有哪些? 85
9. 含乳姿势不当对产妇及婴儿会造成哪些影响? 87
10. 如何有效增加泌乳量? 90
11. 婴儿母乳喂养时的觅乳征象有哪些? 92

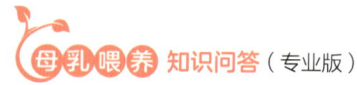

12. 婴儿饥饿时有哪些表现?	94
13. "侧躺式哺乳时母亲可以用手按住乳房及婴儿头部,防止乳房堵住婴儿鼻子。"这种说法是否正确?	96
14. 婴儿无效吸吮的表现是什么?	98
15. 哪些是婴儿含乳姿势正确的表现?	101
16. 橄榄球式哺乳体位适合哪些情况?	102
参考文献	105

第四章 母乳喂养的评估及维持　　109

1. 婴儿在最后一次哺乳后45分钟左右开始吸吮自己的拳头,这时母亲应该怎样做呢?	110
2. 最容易导致母乳喂养中断的问题是什么?	111
3. 判断婴儿吃到足够乳汁的可靠指标有哪些?	112
4. 新生儿出生后应观察的内容包括哪些?	114
5. 产后早期怎么预防母亲泌乳不足?	117
6. 为什么说产后早期婴儿的正确含乳很重要?	117
7. 哪些婴儿可能需要补充喂养?	119
8. 新生儿补充喂养的指征有哪些?	121
9. 刺激喷乳反射的方法有哪些?	124

10. 阻碍喷乳反射建立的因素有哪些？　126

　　参考文献　128

第五章　母乳喂养的咨询技巧　133
1. 怎样向母亲提一些开放性问题？　134
2. 用怎样的方式来倾听与了解母亲的需求？　145
3. 进行母乳喂养咨询时如何更好地给予建议？　150

　　参考文献　152

第六章　母乳喂养中母亲常见问题　155
1. 母乳喂养时，刚开始婴儿含乳很好，但是现在母亲觉得乳头疼痛，似乎乳头扁平，指导者应给予母亲的帮助是什么？　156
2. 含乳时，母亲感到乳头疼痛，指导者应该怎么指导？　157
3. 乳头疼痛为何常见于产后早期？　160
4. 乳头疼痛与母亲乳头发育异常有什么关系？　163
5. 为预防乳头皲裂，可以怎么做？　163
6. 胀奶引起的乳房肿胀主要表现有哪些？　167
7. 如何进行乳房肿胀的早期预防与干预？　170

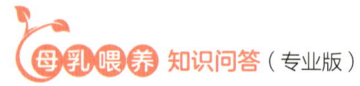

8. 若母亲产后患乳腺炎，还能继续母乳喂养吗？ 171
9. 为防止母亲出现乳房肿胀，应该将婴儿单独放在婴儿房休息吗？ 172
10. 引起乳腺炎的主要原因有哪些？ 173
11. 什么是乳头雷诺现象？ 176
12. 乳头雷诺现象有哪些表现，以及如何治疗？ 176
13. 乳腺良性肿瘤手术对哺乳功能的影响大小取决于哪些因素？ 179
14. 乙肝表面抗原（HBsAg）阳性母亲是否可以母乳喂养？有哪些注意事项？ 180
15. 哺乳期对乙肝的预防措施有哪些？ 182
16. 感染 HIV 的母亲所生婴儿，该如何喂养？ 183
17. 感染白念珠菌的母亲是否可以母乳喂养？ 187
18. 母亲罹患流行性感冒时，可以持续母乳喂养吗？ 188
19. 患糖尿病的母亲可以母乳喂养吗？对母婴有哪些好处？ 189
20. 产后出血的母亲是否还能母乳喂养？ 189
21. 患甲肝等传染病的母亲在急性期时，是否应暂停母乳喂养？ 190

22. 患水痘的母亲可以坚持母乳喂养吗? 190
23. 患有癫痫的母亲哺乳期间可以选择哪些药物进行治疗? 194
24. 患心脏病、心功能为Ⅱ级的母亲,能不能母乳喂养? 195
25. 接受放射性^{131}I治疗以后还能母乳喂养吗? 196
26. 有严重的产后心理障碍和精神疾病的母亲可以母乳喂养吗? 197
27. 如果哺乳期发现母亲患有肺结核,还能母乳喂养吗? 197
28. 什么情况下不宜母乳喂养? 199
29. 哺乳期用药的基本原则是什么? 201
30. 哺乳期母亲接受抗菌药物治疗时,应避免使用哪些药物? 202
31. 哺乳期用哪些抗菌药物比较安全? 205
32. 母乳喂养期间可以服用避孕药吗? 207
33. 哺乳期使用的药物是怎么进入乳腺组织的? 211
34. 随着月龄的增长,婴儿对药物的清除能力是否会逐渐增强? 213

参考文献 213

第七章　母乳喂养中婴儿常见问题　　223

1. 早产儿、低出生体重儿母乳喂养时，需要补充哪些营养素？　　224
2. 早产儿肌张力低下的表现有哪些？　　225
3. 早产儿能选择母乳喂养吗？　　226
4. 对腹泻患儿该怎样给予喂养指导？　　231
5. 一个6月龄母乳喂养婴儿腹泻3天，呈蛋花汤样便，伴发热、尿少，这个婴儿可能发生了什么？　　239
6. 新生儿低血糖的临床表现有哪些？　　241
7. 新生儿发生黄疸的主要原因包括哪些？　　244
8. 晚发型母乳性黄疸的临床特点有哪些？　　247
9. 新生儿黄疸的正确护理方法有哪些？　　249
10. 怎样指导唇腭裂婴儿的喂养？　　253
11. 婴儿哭闹常见原因有哪些？　　256
12. 新生儿口腔黏膜出现乳白色，微高起斑膜，周围无炎症反应，形似奶块，是正常的吗？　　257
13. 鹅口疮患儿是否可以母乳喂养？有哪些注意事项？　　258

参考文献　　260

第八章　母乳的智慧储存与婴儿的辅食启蒙　263

1. 婴儿什么时候可以开始添加辅食？　264
2. 常用的母乳消毒方法有哪些？　269
3. 如何正确解冻和加热母乳？　273
4. 挤出来的母乳应该如何储存？　274
5. 婴儿为什么不能随意喝配方奶？　279
6. 哺乳期母亲需要哪些营养？　281

参考文献　289

第九章　新生儿早期基本保健　293

1. 什么是新生儿早期基本保健？　294
2. 新生儿早期基本保健的背景和目的是什么？　295
3. 新生儿早期基本保健的核心内容和理论依据是什么？　296
4. 新生儿早期基本保健如何进行？　300
5. 为什么剖宫产分娩的新生儿也要进行新生儿早期基本保健？　310
6. 剖宫产分娩的新生儿早期基本保健如何实施？　311

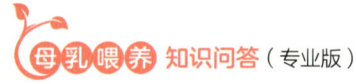

7. 目前新生儿早期基本保健的临床实践
情况如何? 317

参考文献 318

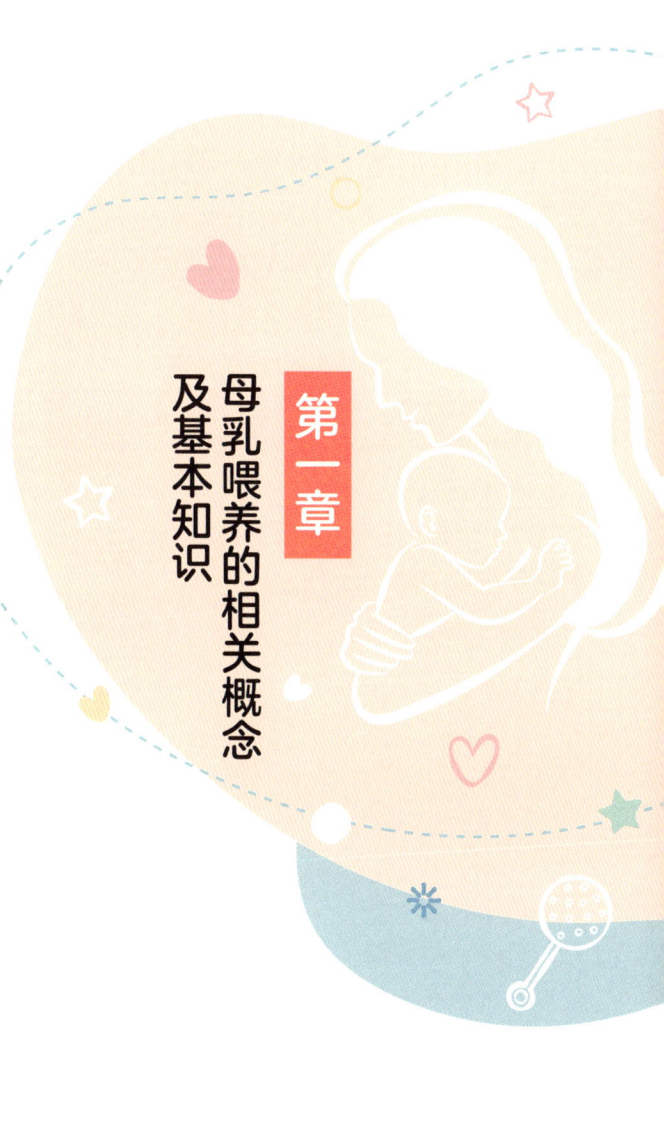

第一章 母乳喂养的相关概念及基本知识

母乳喂养知识问答（专业版）

1. WHO 推荐纯母乳喂养可以喂养到孩子多大？

答 WHO 推荐纯母乳喂养至孩子 6 个月。具体母乳喂养时间的推荐见表 1-1。

表 1-1　母乳喂养时间的推荐

推荐组织	纯母乳喂养推荐时间	持续母乳喂养推荐时间
WHO	纯母乳喂养 6 个月	持续母乳喂养至 2 岁或更久
美国儿科学会（AAP）	纯母乳喂养 6 个月	持续母乳喂养至 1 岁或母婴愿意的时间
美国家庭医师学会（AAFP）	纯母乳喂养 6 个月	持续母乳喂养至 1 岁或母婴愿意的时间
美国妇产科医师学会（ACOG）	纯母乳喂养 6 个月	持续母乳喂养尽可能长的时间
原国家卫生和计划生育委员会（PRC）	纯母乳喂养 6 个月	持续母乳喂养至 2 岁或更久

孩子出生后 6 个月内，母乳喂养是最自然和最优的哺育婴儿的方法，没有母乳喂养的母婴可能会面临许多长期和短期的健康风

第一章　母乳喂养的相关概念及基本知识

险。为保护和促进母乳喂养，1981年第34届世界卫生大会通过了《国际母乳代用品销售守则》。2002年WHO和联合国儿童基金会联合制定了《婴幼儿喂养全球战略》，并明确指出：母乳喂养是为婴儿健康生长与发育提供理想食品的一种无与伦比的方法。一项全球公共卫生建议：在生命的最初6个月应对婴儿进行纯母乳喂养，以实现婴儿的最佳生长、发育和健康。之后，为满足其不断发展的营养需要，婴儿应获得安全的营养和食品补充，同时继续母乳喂养至2岁或更久。离乳（weaning）时间是在满足婴儿营养和发育的需求基础上确立的。根据人类学家的观察，结合灵长类哺乳动物的研究，按体重增长4倍、达到成人体重的1/3、灵长类哺乳动物妊娠期长短、第一颗恒牙萌出时间等标准计算，人类离乳时间通常是2.5～7年。

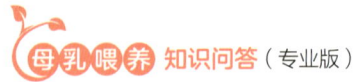

2. 哪些新生儿可以确定为纯母乳喂养?

答 (1) 出生后 6 个月内,除母乳外没有添加任何食物(包括水,但不包括药品、维生素、矿物质等)的新生儿。

(2) 因低血糖遵医嘱临时加配方奶的新生儿。

(3) 调查前 24 小时除母乳外没有添加任何食物的新生儿。

3. 纯母乳喂养率如何计算?

答 纯母乳喂养率 = 纯母乳喂养新生儿数 ÷(新生儿总数 − 人工喂养新生儿数 − 有医学指征加配方奶新生儿数)× 100%。

4. 初乳的重要性表现在哪些方面?

答 从怀孕的中后期开始到产后 2 ~ 5 天所分泌的乳汁叫作初乳(colostrum)。新生儿出生后第一口食物应是母亲的初乳,初乳的量有限,但可以满足新生儿最初几天的需要。

第一章　母乳喂养的相关概念及基本知识

（1）初乳中的钠、钾、氯、蛋白质、脂溶性维生素、矿物质、抗体（如免疫球蛋白A，immunoglobulin A，IgA）、寡糖、乳铁蛋白等比例较成熟乳高。初乳中富含脂溶性维生素，例如维生素A含量可达成熟乳的5倍，维生素E含量为成熟乳的2～3倍。

（2）初乳中的激素和生长因子，可以刺激新生儿小肠黏膜的生长与成熟。

（3）初乳中含有丰富的寡糖，可以帮助新生儿建立正常的肠道菌群，同时具有轻泄作用，可促进胎便的排出，降低新生儿黄疸的发生率。

5. 初乳有哪些特点？

答（1）初乳中含有丰富的寡糖，可帮助新生儿建立正常的肠道菌群，同时具有轻泄作用，可促进胎便排出，降低新生儿黄疸的发生率。

（2）初乳富含脂溶性维生素、β-胡萝

卜素,含有激素和生长因子,颜色比成熟乳黄,容易被新生儿消化、吸收,增强新生儿免疫力,预防过敏。

(3)喂初乳可使母亲的乳头尽早接受婴儿吸吮的刺激,促进乳汁分泌,预防乳腺炎,同时还有利于促进母婴间的亲密接触,增进母婴感情,建立正常的亲子依恋关系。

6. 母婴同室的重要性有哪些?

答(1)母婴同室有利于提高产妇的新生儿护理知识水平及护理技能,改善母婴结局。

(2)母婴同室保证了按需哺乳,能促进乳汁分泌,预防乳房肿胀,并为持续纯母乳喂养至 6 个月提供保障。

(3)母婴同室有利于情感交流,产妇与新生儿的互动可增加产妇对新生儿的亲近感,新生儿感知到母亲的安抚,能增加对家人的熟悉感,有利于出院后护理。

(4)母婴同室护理模式可降低新生儿早

第一章 母乳喂养的相关概念及基本知识

期易感疾病发生率。

母婴同室是指母亲与婴儿24小时在一起,如有医疗及其他操作需要,每天母婴分离时间不超过1小时。母婴同室护理是一个连续性、个性化的护理过程,重点在于提高产妇的新生儿日常护理技能。在母婴同室护理过程中,护理人员将新生儿沐浴、脐带消毒、臀部护理、更换尿布等护理所需物品及流程清晰地呈现在产妇面前,边操作边讲解,并对产妇在护理过程中提出的疑问进行解答,可有效加深产妇对新生儿护理相关知识的了解;而产妇在产后体力基本恢复的情况下,全程参与新生儿日常护理,护理人员在旁指导,及时指出护理不当的地方并进行纠正,可有效提高产妇的新生儿护理技能,帮助产妇向母亲这一角色转变,缓解产妇焦虑、恐慌等负面情绪,提升产妇的积极情绪和对新生儿的照顾能力,增强家属及产妇的自我效能感与责任感。

7. 皮肤接触的好处有哪些?

答 皮肤接触（图1-1）可以保暖，维持新生儿的生命体征，建立安全感，增进母婴感情，有利于母乳喂养及新生儿正常菌群的建立，具体有以下八点好处。

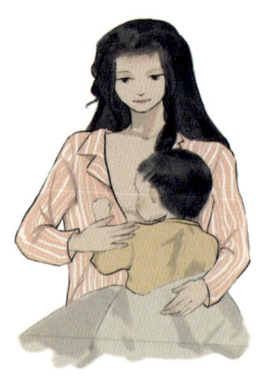

图 1-1　皮肤接触

（1）让婴儿找到母亲的乳房并自主含接。

（2）有助于母亲与婴儿建立亲密联结（形成亲密有爱的关系），显著减少婴儿的哭泣。

第一章 母乳喂养的相关概念及基本知识

（3）提升纯母乳喂养率并延长母乳喂养的时间。

（4）刺激母乳的分泌和供应。

（5）让母亲和婴儿保持平静。

（6）让婴儿的生命体征更加稳定，提升婴儿的血糖和体温。

（7）来自母亲皮肤、黏膜表面和肠道的微生物在婴儿体内定殖，有助于保护婴儿免受感染。

（8）婴儿最有效的安抚方式。

8. 前奶和后奶有什么区别？

答 （1）前奶和后奶是人为划分的概念。

（2）前奶是指一次哺乳开始时前半段的乳汁。前奶比较稀薄，脂肪含量较低，乳糖和蛋白质含量较多，看起来比较清澈，带点淡黄色。

（3）后奶是一次哺乳后半段的乳汁，脂肪含量更高，看起来更浓稠，呈乳白色或乳黄色。每次哺乳时，乳汁中的脂肪含量都会随哺乳时间的延长而逐渐增加。

在一次哺乳中婴儿既能吃到前奶，也能吃到后奶，才能够满足其生长发育的需要。

9. 乳汁的颜色为什么会不一样？

答 因为乳汁的颜色与泌乳的阶段、前奶和后奶、母亲的饮食及乳腺导管本身的状态有关，所以乳汁可以呈现多种颜色，见图1-2。

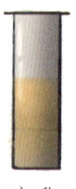 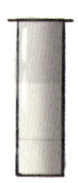 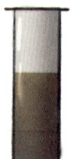

初乳　　　成熟乳　　　锈管综合征

图1-2　乳汁的颜色

（1）初乳常为黄色，而成熟乳常为白色（前奶）或乳白色（后奶）。

（2）维生素、药物、饮料等都会使乳汁

的颜色发生变化,但并无害处。如果母亲进食了大量绿色蔬菜或服用硝苯地平、复合维生素等药物,乳汁可呈现绿色;如果母亲摄入黄色蔬菜,如胡萝卜、红薯等,乳汁可能呈现黄色;如果母亲摄入含有红色素、黄色素的汽水,乳汁可呈粉色或橘色;如果母亲大量摄入颜色鲜艳的食物,如甜菜,乳汁也会变色。另外,食品添加剂也可以使乳汁变色。

(3)比较常见的"锈管综合征",即乳汁略带粉红色或红色,提示乳腺导管有陈旧出血。

10. 世界卫生大会为了保护、支持和促进母乳喂养曾颁布了哪些决议?

答 世界卫生大会为了保护、支持和促进母乳喂养,从1981年至2018年颁布了18个决议,详见表1-2。

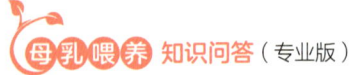

表 1-2　世界卫生大会 1981—2018 年颁布的母乳喂养相关决议

时间	决议号
1981 年	34.22 号
1982 年	35.26 号
1984 年	37.30 号
1986 年	39.28 号
1988 年	41.11 号
1990 年	43.3 号
1992 年	45.34 号
1994 年	47.5 号
1996 年	49.15 号
2001 年	54.2 号
2002 年	55.25 号
2005 年	58.32 号
2006 年	59.11 号
2008 年	61.20 号
2010 年	60.23 号
2012 年	65.60 号
2016 年	69.9 号
2018 年	A71/23 号
2025 年	—

（1）1981 年 34.22 号决议，重申母乳喂养作为人类自然、最佳的婴幼儿喂养方式，应该得到足够的重视。该决议的附件即《国

际母乳代用品销售守则》(以下简称《守则》)(*The International Code of Marketing of Breast-milk Substitutes*)。该《守则》作为保护、支持和促进母乳喂养的纲领性文件,贯彻到母婴健康相关的政策、项目和活动,例如《促进母乳喂养成功十项措施》(*Ten Steps to Successful Breastfeeding*)、爱婴医院行动(The Baby-Friendly Hospital Initiative, BFHI)、《伊诺森蒂宣言》(*Innocenti Declaration*)和《婴幼儿喂养全球战略》(*The Global Strategy for Infant and Young Child Feeding*)。

(2) 1982 年 35.26 号决议,认识到母乳代用品的商业销售促进了人工喂养的增多,并号召重新重视《守则》在国家和国际水平的实施和监测。

(3) 1984 年 37.30 号决议,再次请求 WHO 总干事与会员国一起实施和监督《守则》,并检查不适合婴幼儿喂养的食物的促销和使用。

（4）1986年39.28号决议，澄清《守则》第6.6条款提及的免费和低价供应品。进一步的决议（1990年、1992年、1994年和1996年）强调了这一政策建议，提及延续奶粉是"不必须"的。

（5）1988年41.11号决议，要求WHO总干事为实施《守则》而起草和实施国家措施提供法律和技术援助。

（6）1990年43.3号决议，再次呼吁采取有效措施取缔"医院和产科内干扰母乳喂养的免费和低价供应品"。该决议强调WHO和联合国儿童基金会关于保护、促进和支持母乳喂养、产科服务的特别作用的声明，该声明推动了1992年开始的爱婴医院行动。

（7）1992年45.34号决议，再次呼吁，作为《守则》全面实施的一部分，停止免费和低价供应品。该决议还介绍了爱婴医院行动和《伊诺森蒂宣言》的实施目标。

（8）1994年47.5号决议，将免费和低

第一章 母乳喂养的相关概念及基本知识

价供应品的禁令延伸到卫生系统的所有部分，并有效取代《守则》第 6.6 条款。该决议还为紧急状况下的婴幼儿喂养提供了有用的指南。第一次呼吁使用 WHO 出版的新的儿童生长发育监测图。

（9）1996 年 49.15 号决议，呼吁各会员国确保：①辅助食品不能以损害纯母乳喂养和持续母乳喂养的方式进行销售或使用；②对卫生专业人员的财政支持（比如资助）不能产生利益冲突；③应该以独立、透明、不受商业利益影响的方式监督《守则》的实施状况。

（10）2001 年 54.2 号决议，结束了对纯母乳喂养最佳时间的争论，将纯母乳喂养 6 个月作为全球公共卫生推荐。该决议还呼吁对 HIV 和婴幼儿喂养进行独立的研究。

（11）2002 年 55.25 号决议，重申纯母乳喂养 6 个月的优点以及有必要改善辅食添加，并通过了《婴幼儿喂养全球战略》，呼吁政府继续履行《守则》并保护和促进最佳的婴幼儿喂养方式。该决议不仅确定了最佳婴幼儿喂养方式和降低肥胖风险的联系，还进一步警示推销微营养素不应该破坏纯母乳喂养。

（12）2005年58.32号决议，再次强调全面实施《婴幼儿喂养全球战略》，呼吁保护、支持和促进6个月的纯母乳喂养，并持续母乳喂养至2岁或更久。要求会员国：①确保有关营养和健康的断言不被用于促进母乳代用品的销售，除非国家/地区法律允许；②警惕婴儿配方奶粉固有微生物污染的危险，确保在包装上传达这一信息；③确保对婴幼儿健康领域的规划和卫生专业人员的财政支持和其他鼓励措施不产生利益冲突。利益冲突会扩展到规划和研究。

（13）2006年59.11号决议，参照联合国《艾滋病毒与婴儿喂养优先行动框架》，将实施和加强《守则》及之后的决议作为政府优先行动领域之一。

（14）2008年61.20号决议，督促会员国加大监测执行《守则》和国家措施的力度，同时牢记世界卫生大会的相关决议以避免利益冲突；执行WHO／世界粮农组织关于安全配制、储存和处理婴儿配方奶粉的准则，以尽量降低细菌感染的危险；安全使用母乳库提供的捐赠乳喂养脆弱婴儿；通过食物安全管制措施，包括管理措施，减少婴儿配方奶粉的固有污染。要求WHO总干事加强对《守则》实施工作的支持，并提供支持安全使用挤出和捐赠的母乳、使母乳更加安全的办法的研究。

（15）2010年60.23号决议，督促会员国完善立法、监管或采取其他有效措施控制母乳代用品市场营销，以便落实《守则》及世界卫生大会有关决议；终止婴幼儿食品的不当促销形式，不允许对婴幼儿食品做出"具有营养和健康效益"的断言；确保根据严格标准购买和分发紧急状况需要的母乳代用品；

呼吁婴儿食品生产者和分发者全面履行《守则》和世界卫生大会有关决议。

（16）2012年65.60号决议，督促会员国实施母婴营养综合实施计划，完善立法、监管和（或）采取其他有效措施控制母乳代用品的营销；建立健全防范机制以规避营养行动潜在的利益冲突，要求WHO总干事对60.23号决议中列举的婴幼儿食品的不当促销形式进行澄清和指导。

（17）2016年69.9号决议，对WHO《关于终止婴幼儿食品不当促销形式的指导》表示欢迎。世界卫生大会接受延续奶粉和成长奶粉属于《守则》范围产品，应遵守《守则》和相关决议，不应该交叉促销，即通过促销婴幼儿食品促销母乳代用品。同时讨论应禁止卫生系统构成利益冲突的行为。

（18）2018年A71/23号决议，呼吁会员国防范营养规划方面的可能利益冲突，采取预防和管理措施。

（19）2025年第七十八届世界卫生大会上，各国达成了以下两项决议。①延长母婴营养综合实施计划：将2012年第六十五届世界卫生大会首次通过的母婴营养综合实施计划延长至2030年，提出了更宏伟的目标，包括将6个月内纯母乳喂养率提高到至少60%等。②规范母乳代用品数字营销：呼吁各国加强对母乳代用品数字营销的监管，投资建立有效的监测和执法系统，以保护婴儿和幼儿在生命最初1000天的健康。

11. 促进母乳喂养需要哪些人员的帮助？

答 （1）家庭成员：母亲、父亲及其他亲朋好友。

（2）医务人员：产科医生、护士、助产士及社区医务工作者。

（3）社会成员：母乳喂养咨询师、月嫂、保姆及其他母乳喂养支持者等。

12. 母乳喂养的好处有哪些？

答 母乳是一种十分独特、具有物种专一性、成分非常复杂的营养液体，许多成分具有多重角色，以恰到好处的比例相互影响，以实现最有效的消化与吸收，并达到最佳生物利用率，是婴儿最完美的营养来源。母乳含有300多种营养成分，这些成分会随婴儿月龄的增长而变化，其消化率、吸收率和生物利用率高，能够满足不同生长发育阶段婴儿的营养需要。

（1）母乳喂养能为婴儿提供抗体等免疫物质，保护婴儿免患呼吸道感染、腹泻、中耳炎、肺炎等感染性疾病。研究发现，纯母乳喂养婴儿慢性病患病率低于人工喂养婴儿。

（2）母乳喂养能减少食物过敏，减少特应性皮炎等过敏性疾病。研究发现，纯母乳喂养婴儿过敏性疾病的发生率低于人工喂养婴儿。

（3）母乳喂养能增进母婴间感情连接，促进婴儿神经、心理发育。研究发现，纯母乳喂养的婴儿智力发育优于人工喂养婴儿。

（4）母乳喂养能促进产后恢复和心理健康。

（5）母乳喂养能促进子宫收缩，减少产后并发症的发生，有利于产后身材恢复。

（6）母乳喂养能通过母婴间的亲密接触，有效增进母婴感情。

（7）母乳喂养能降低癌症患病风险。母乳喂养能降低乳腺癌、卵巢癌、宫颈癌的患病风险。

（8）母乳喂养能降低慢性病患病风险。母乳喂养能降低高血压、糖尿病、心脑血管疾病的患病风险。

13. 婴儿出生后 6 个月内母乳喂养的重要性体现在哪些方面？

答 越来越多的证据表明，母乳喂养可以降低儿童成年后超重/肥胖和糖尿病的患病率。全球范围内，与未进行母乳喂养相关的

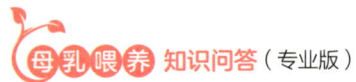

较低认知能力导致的损失估计达到每年3000亿美元。除了有助于经济增长,母乳喂养的益处还表现为医疗卫生支出的减少。

研究认为,母乳喂养对发育的影响存在剂量-效应关系,纯母乳喂养持续的时间越长,益处越大,对于小于胎龄的婴儿尤其如此。总体来看,相比其他喂养方式,母乳喂养的孩子语言和认知功能的发育更好。哺乳可能通过母乳具有的符合婴儿需求的独特营养成分、促进婴儿免疫功能成熟,以及与母亲的良好互动,来促进婴儿的发育。许多研究报道了婴儿视觉和神经系统发育与其母亲乳汁中DHA含量呈正相关,当然其中也存在许多其他因素。

2021年国家卫生健康委员会联合15个部门共同推进《母乳喂养促进行动计划》,提出要大力开展母乳喂养宣传教育。到2025年,推动形成政府主导、部门协作、全社会参与的母乳喂养促进工作机制,支持母乳喂养的政策体系、服务网络、场所设施更加完善。公众获取母乳喂养知识的渠道多样顺畅，健康素养明显提高，母乳喂养指导服务科学规范，母亲科学喂养主动行动，家庭成员和用人单位积极支持，母乳喂养率不断提升。到2025年，母婴家庭成员母乳喂养核心知识知晓率达到70%以上；母婴家庭成员母乳喂养支持率达到80%以上；医疗机构设立母乳喂养咨询门诊或孕产营养门诊的比例不断提高；公共场所母婴设施配置率达到80%以上；所有应配备母婴设施的用人单位基本建成标准化的母婴设施；全国6月龄以下婴儿纯母乳喂养率达到50%以上。

14. 常见的母乳代用品包括哪些？

答《守则》中适用的母乳代用品，指市场销售或者以其他形式提供的经改制或不经改制适宜于部分或全部代替母乳的食品，包括婴儿配方奶粉、延续奶粉、其他乳制品、儿童果汁和茶、米粉、蔬菜泥等,以及安抚奶嘴、奶瓶等。

15. 母婴分室时应从什么时间开始挤奶?

答（1）母婴分室时,在婴儿出生 6 小时之内开始挤奶。

（2）每间隔 2～3 小时挤奶一次,夜间也要挤奶。

（3）每侧乳房挤奶 3～5 分钟,两侧轮流交替挤奶,整个挤奶过程需要 20～30 分钟。短、平、快地移出乳汁是提升奶量的一个好方法。

16. 母乳中 IgA 的作用是什么?

答（1）黏膜防御作用。

（2）抵抗胃肠道 pH 的改变及消化酶的作用。

新生儿免疫功能不健全,对呼吸道、消化道等病原体的免疫主要来源于乳汁,尤其是 IgA。母乳中的 IgA 是由母亲乳腺浆细胞产生的，其中 90% 是分泌型免疫球蛋白 A（sIgA）。

sIgA 的黏膜防御作用主要表现在三方面，一是在黏膜上皮细胞内与含有病原体和毒素颗粒的内含体接触后，发生细胞内中和作用清除病原体及毒素；二是竞争性与黏膜表面病原体受体结合，起到封闭和阻止病原体进入机体产生全身炎症反应的作用；三是协同和促进天然抗菌因子发挥作用。

sIgA 能抵抗胃肠道 pH 的改变及消化酶的作用，通过胃肠道后可保留活性。

IgA 包含多种特异性抗体，包括针对轮状病毒、大肠埃希菌、霍乱弧菌、沙门菌等肠道病原体的抗体。初乳中轮状病毒 IgA 抗体滴度最高，会随哺乳期延长而降低至一个稳定水平，使得母乳喂养婴儿轮状病毒腹泻的患病率明显低于人工喂养的婴儿。初乳中抗腺病毒、呼吸道合胞病毒的特异性 sIgA 阳性率亦显著高于成熟乳。初乳中的特异性 sIgA 对婴幼儿致病性大肠埃希菌感染有特异性保护作用。大量研究证实，母乳喂养婴幼儿的中耳炎、新生儿败血症、过敏、婴儿猝死综合征（SIDS）等发病率明显下降，亦归功于初乳中大量 sIgA 的存在。

17. 母乳中 α-乳白蛋白的作用是什么？

答（1）提供给婴儿丰富的色氨酸和半胱氨酸。

（2）促进乳腺细胞内乳糖的合成并增加乳汁的稀释度。

（3）促进矿物质吸收。

α-乳白蛋白为母乳中最主要的蛋白质，占母乳总蛋白质含量的 28%，占乳白蛋白总量的 41%。牛乳中的 α-乳白蛋白含量很低，

第一章 母乳喂养的相关概念及基本知识

仅占总蛋白质含量的3%。相比牛乳蛋白来说,人乳中的α-乳白蛋白分子小,更易消化吸收。α-乳白蛋白对婴儿生长发育有重要作用,新生儿尤其是早产儿刚出生时,蛋氨酸转变为半胱氨酸受限,半胱氨酸是一种必需氨基酸,α-乳白蛋白可以提供给婴儿丰富的色氨酸(占α-乳白蛋白的6%)和半胱氨酸(占α-乳白蛋白的5%);α-乳白蛋白促进乳腺细胞内乳糖的合成并增加乳汁的稀释度;α-乳白蛋白与钙离子紧密结合,其分子结合比为1∶1,与锌离子亦有一定的结合力,可促进矿物质吸收。

18. 哪些东西医疗机构不可以免费为孕产妇派送?

答 《守则》规定,禁止向孕产妇派送母乳代用品,包括婴儿配方奶粉、延续奶粉、其他乳制品、儿童果汁和茶、米粉、蔬菜泥等,以及安抚奶嘴、奶瓶、普通奶嘴等(图1-3)。

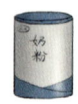
婴儿配方奶粉、延续奶粉及其他乳制品

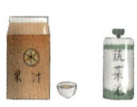
儿童果汁、茶、米粉、蔬菜泥

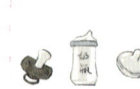
安抚奶嘴、奶瓶、普通奶嘴

图 1-3　不可以免费为孕产妇派送的东西

19. 新生儿出生 3 天及 3 天后的胃容量是多大？

答（1）初生的婴儿生理性胃容量很小，相当于一颗弹珠的大小，5～7mL，约为平时喝汤用的小勺子一勺的量。而且婴儿是带着能量出生的，最初的 24 小时对母乳的需求很少，所以这时母亲的泌乳量也很少。

（2）出生第 3 天婴儿的胃容量相当于乒乓球大小，22～27mL。

（3）出生第 5 天婴儿的胃容量相当于鸡蛋大小，43～57mL。胃容量大小对比见图 1-4。

第一章 母乳喂养的相关概念及基本知识

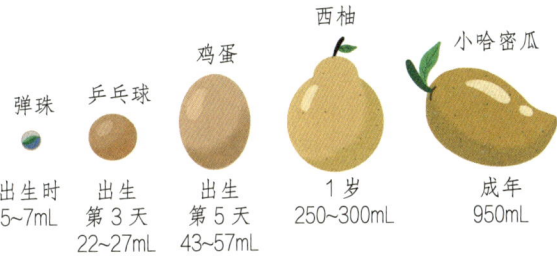

图1-4 胃容量大小对比

20. 母乳喂养的母亲是不是液体摄入越多，母乳越多？

答 目前没有相关的研究明确表示液体的摄入量与泌乳量呈正相关。而泌乳量与婴儿正常生长发育所需的乳汁量呈正相关。

产后最初的 24 小时，母亲只能分泌少量初乳，平均为 37mL（一般为 7～123mL）。每次哺乳婴儿摄入 7～14mL。产后最初的 36 小时，泌乳量会逐渐增加；随后的 49～96 小时，泌乳量会急速增加。产后第 5

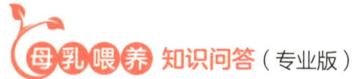

天左右，泌乳量会达到每天 500mL。如果一直纯母乳喂养，到 6 个月时泌乳量会缓慢升高至每天 800mL。

一般来说，直接哺乳时婴儿摄入量为总泌乳量的 67%。该结果与称重法获得的结果一致。称重法是通过测量哺乳前后婴儿的体重差获得婴儿的摄入量数据。生长发育正常的 1~4 月龄婴儿的摄入量差异极小。1 月龄婴儿平均摄入量为每天 750~800mL。开始添加辅食后婴儿母乳摄入量逐渐下降。

即使产妇在第一胎哺乳时有母乳不足的经历，医护人员仍应让其确信再次尝试哺乳是值得的。研究证明，经产妇产后 1 周的泌乳量一般高于初产妇（约 140mL）。未成年产妇的泌乳量与成年产妇没有差异，但有研究显示，未成年产妇的每天哺乳次数较少。对于未成年母亲，需要由外祖母和社区人员提供额外支持，帮助她们实现母乳喂养目标。

第一章 母乳喂养的相关概念及基本知识

众所周知,泌乳量与母乳摄入量取决于婴儿的需求。婴儿能够自行调节自己的母乳摄入量,这方面有充分的研究证据。澳大利亚的研究者使用计算机系统,通过有源三角测量技术,把摄像机中的动态影像传输给计算机,以此生成胸廓的模型,进而测定短时间内的乳汁生成速度。还有学者利用超声影像技术研究泌乳期乳房的解剖结构;用哺乳前后称重法确定 24 小时泌乳量;通过乳脂测量法分析乳房储存容积,以确定乳房排空程度。这些研究结果都进一步证明了婴儿食欲决定了泌乳量。这些研究原理及其实际应用见表 1-3。

表 1-3 生理学研究原理及其实际应用

生理学研究原理	实际应用
乳房可以根据婴儿需求调节泌乳量	观察婴儿饥饿的征象
乳汁生成速度在每次哺乳时可显著不同	当母亲感觉没有奶时应给予鼓励

母乳喂养 知识问答(专业版)

生理学研究原理	实际应用
乳房有能力合成超过婴儿常规需求量的母乳	同上
两侧乳房的奶量很少完全一样	母亲也通常认为某一侧乳汁量更多,或婴儿更喜欢吃某一侧的乳汁
泌乳量与腺体组织数量、导管数量或导管平均直径之间没有相关性。腺体组织数量与乳汁储存能力也没有相关性。因此,泌乳量是由婴儿食欲控制的	鼓励母亲按需哺乳
乳房储存容积与24小时总泌乳量没有相关性	乳房大小不同的母亲泌乳量相当,但乳房相对小的母亲需要更频繁地哺乳
乳房排空度越高,哺乳后乳汁生成的速度越快	建议哺乳时婴儿吃空一侧后再换另一侧,不要过早交替
两次哺乳的间隔(不超过6小时)并不会减少乳汁生成	一旦泌乳反应建立,哺乳间隔可灵活掌握

21. 母亲停止母乳喂养后,可以重新开始吗?

答 母亲停止母乳喂养后,是否可以重新

第一章 母乳喂养的相关概念及基本知识

开始母乳喂养,取决于离乳时间的长短。

(1)离乳开始时,乳汁在乳房内积聚,腺体会变得膨胀,泌乳量逐渐减少。其部分原因是缺乏吸吮刺激,而更多的原因是乳房肿胀,血管受压,血流下降,肌上皮细胞供氧减少。腺泡明显扩张,其上皮细胞被压扁。在腺泡和导管中剩余的分泌物被渐渐吸收,腺泡逐渐塌陷,腺泡周围结缔组织增加,脂肪和巨噬细胞增多,但腺体不会恢复到妊娠前状态,因为腺泡不会完全退化,有些成为凌乱的条索状上皮细胞。

(2)由于自分泌反馈机制,乳腺上皮细胞合成泌乳反馈抑制因子(feedback inhibitor of lactation,FIL),进入乳汁反作用于乳腺上皮细胞,通过浓度相关可逆的方式抑制泌乳。这种作用机制目前还不是非常清楚,仅文献报道,在乳牛中五羟色胺(5-HT)是一种FIL,可以减少乳汁的合成。从微观来看,离乳的最初一段时间会出现自体吞噬和异体吞噬过程。溶酶体增加，细胞质退化酶减少。在催乳素明显下降后，腺体经历腺泡上皮细胞凋亡和恢复重塑，从而回到非哺乳状态。

　　基于伦理学的考量，对人类离乳的微观研究不能充分开展。在关于鼠类乳腺退化过程的研究中，根据是否可逆将乳腺退化分为两个阶段。第一阶段的乳腺退化是可逆的，一般时间限制在离乳开始后至 48 小时。在乳腺退化的第一阶段，吸吮刺激可促使乳腺恢复哺乳状态。离乳 48 小时后是乳腺退化的第二阶段，是不可逆的，腺泡结构被周围的基底膜结构彻底瓦解破坏后重塑。为了维持乳汁产生，腺泡上皮细胞需要垂体前叶分泌的催乳素持续激活信号转导和转录激活子 5（STAT5）的信号通路。离乳后催乳素的产生中断，STAT5 通路失活，腺泡上皮细胞失去产乳能力。相反，信号转导和转录激活子 3（STAT3）的信号通路在离乳后被激活，使溶酶体介导的细胞死亡，腺泡上皮细胞周围的结构解体,激活乳腺巨噬细胞及肥大细胞,进一步促进乳腺退化。

参考文献

[1] 中华医学会围产医学分会,中华医学会妇产科学分会产科学组,中华护理学会产科护理专业委员会,等.中国新生儿早期基本保健技术专家共识(2020)[J].中华围产医学杂志,2020,23(7):433-440.

[2]Karen Wambach,Becky Spencer.母乳喂养与人类泌乳学[M].6版.高雪莲,孙瑜,张美华,译.北京:人民卫生出版社,2021.

[3] 蒋媚,朱秀梅,周晓飞,等.产后关爱保健措施对阴道分娩初产妇角色转换的影响[J].中国妇幼健康研究,2019,30(1):124-127.

[4] 潘新新,杨翠丽,张盈盈.共同参与式护理模式在母婴同室新生儿护理的临床效果研究[J].现代诊断与治疗,2020,31(7):

1150-1151.

[5] 史晓菲. 共同参与式母婴同室护理对产妇心理及新生儿照顾能力的影响 [J]. 黑龙江医药学, 2022, 45 (2): 69-70.

[6] 李萍. 新生儿母婴同室护理模式的研究 [J]. 现代医用影像学, 2019, 28 (1): 224-225.

[7] 任钰雯, 高海凤. 母乳喂养理论与实践 [M]. 北京: 人民卫生出版社, 2018.

[8] 谢幸, 孔北华, 段涛. 妇产科学 [M]. 9 版. 北京: 人民卫生出版社, 2018.

(徐丹凤　宋蝶)

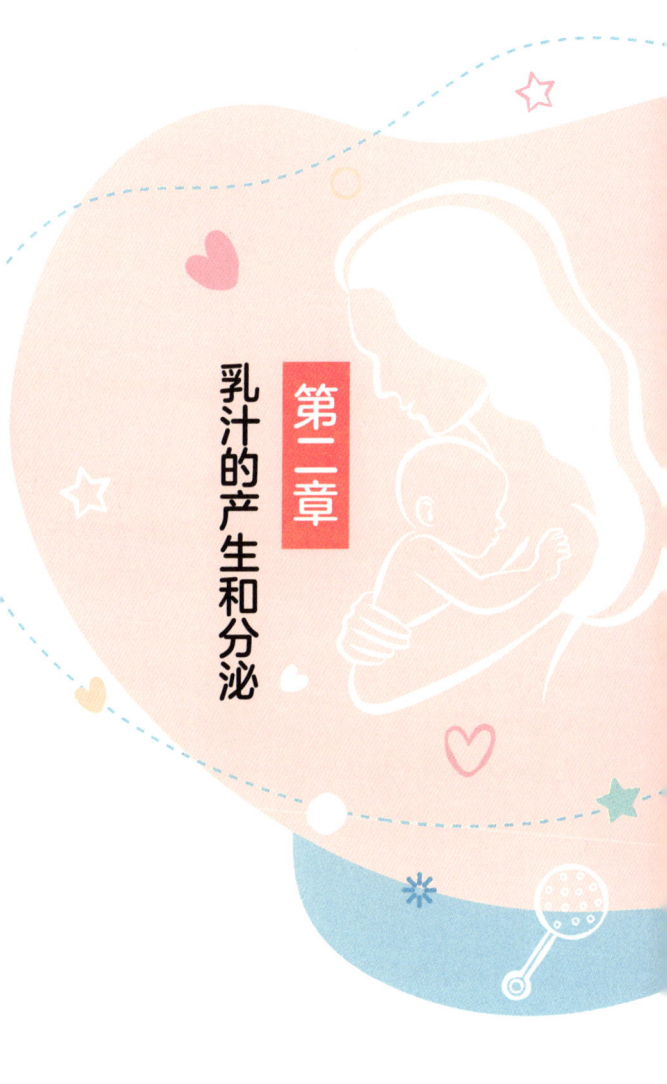

第二章 乳汁的产生和分泌

1. 乳房中哪一部位的腺体组织最多？

答 在乳房内部，乳头周围约30mm半径范围内的腺体组织最为丰富。

乳腺是唯一在出生时没有发育完全的器官，需经历四段生长及发育阶段，即出生前、出生后2年、青春期，最后是妊娠期和哺乳期。乳腺具有提供营养和哺育的功能。

乳腺内部构造如同一棵倒着生长的小树，充满了复杂的组织和结构。乳腺的主要组成部分包括腺体组织（图2-1）、导管系统、乳头、脂肪组织和纤维组织。其中腺体组织在乳汁分泌中起着重要作用。乳腺腺泡位于乳腺小叶内，是乳汁产生的基本单位。每个乳腺小叶由多个腺体和乳导管构成。分娩后，乳腺小叶的腺体组织受到刺激，开始产生乳汁，以满足新生儿的喂养需求。

第二章 乳汁的产生和分泌

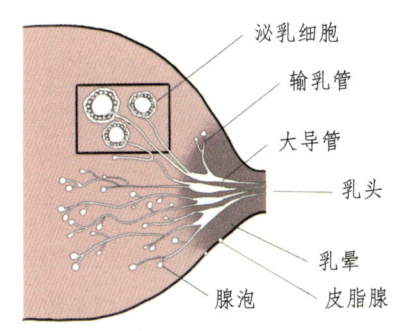

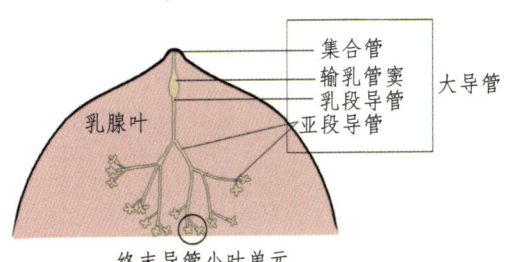

图 2-1　乳腺的腺体组织

在乳房内部乳头周围约 30mm 半径范围内腺体组织最为丰富。这也是乳头周围在哺乳时成为重要的乳汁分泌区域的原因。乳腺腺泡在这个区域的活动非常活跃,产生并分泌乳汁,以满足婴儿的营养需求。

2. 蒙氏结节有哪些作用？

答（1）蒙氏结节在乳晕区内，其中含有乳腺腺体和皮脂腺，统称为乳晕腺体（areolar glands，AG）。乳晕腺体有气味，其分泌的液体能对新生儿产生感官刺激，帮助其寻找乳头，相较于经产妇，这对初产妇更有意义，因为初产妇没有经产妇的经验，不会帮助婴儿含接；同时，乳晕腺体还能有效刺激乳头，增加新生儿的初乳摄入量，最终增加新生儿的存活概率。

（2）部分乳晕腺体是真正的乳腺腺体，其导管和分泌实体组织与开口于乳头尖端的乳腺腺体是完全一样的，因此，乳晕腺体应当属于乳腺组织整体的一部分，但此观点在解剖学上一直有争议。不同女性的乳晕腺体数量差异显著。研究一致认为，乳晕腺体的数量与乳晕大小无关，且两侧乳腺乳晕腺体的数量相当。乳晕腺体在乳晕的上外侧分布更多，这也是婴儿鼻子最常接触的部位。有

第二章　乳汁的产生和分泌

研究表明,哺乳期乳晕腺体中有分泌液体流出。乳晕腺体的存在及数量对于母乳喂养的重要性,可能超过了我们的想象。母亲乳晕腺体较多时,其新生儿在出生后最初几天体重增长更多,能更快地含接并更有效地吸吮,泌乳启动更快。此外,母亲的产次也有影响。因此,乳晕腺体较少的初产妇,其新生儿在出生后前 3 天的体重丢失更多。

3. 初乳是什么时候产生的?

答　泌乳细胞在妊娠 16 周左右就已经具备了合成乳汁的能力。在妊娠 26 周左右初乳已经开始形成。

从妊娠期到哺乳期,乳汁的产生取决于乳腺组织的发育和分化,而这个过程从妊娠早期就默默地开始了。母亲还没有发现自己的肚子隆起时,乳腺就已经开始表现出神奇的泌乳能力了。初乳的产生虽然始于妊娠期,但在产后的最初几天才会大量分泌。这是由于妊娠期的激素调节，尤其是高水平的孕激素，如孕酮，对催乳素有抑制作用。在妊娠期间，孕激素维持着妊娠的需要，乳汁并不会大量分泌。

然而，一些孕妇可能会在妊娠早期，通常是从妊娠 16 周左右开始，注意到乳头上有少量液体渗出，或者在分泌物干燥后留下结痂。这是由于泌乳细胞的活跃性。随着妊娠期的推进，特别是在妊娠 26 周左右，初乳已经开始形成，并存储在乳晕下方的乳腺腺泡中。

产后，胎盘娩出使孕激素水平急剧下降，对催乳素的抑制作用减弱，触发了催乳素的分泌。这标志着进入泌乳的第二阶段，也就是泌乳 II 期，初乳开始大量分泌。初乳是丰富的、黄色的液体，富含抗体、免疫因子，以及适合新生儿消化的成分。

目前，将妊娠期和整个哺乳期的乳汁分泌分为五个阶段：泌乳准备期（mammogenesis），

第二章 乳汁的产生和分泌

泌乳Ⅰ期（lactogenisis Ⅰ），泌乳Ⅱ期（lactogenisis Ⅱ），泌乳Ⅲ期（lactogenisis Ⅲ）和复旧期（involution）。也有人提出将泌乳Ⅰ期称为"泌乳分化期"（secretory differentiation），泌乳Ⅱ期称为"泌乳活跃期"（secretory activation），这样更能从名称上体现这两个阶段的特点。

（1）泌乳准备期：妊娠期和哺乳期是女性乳腺再次发育的重要时期。乳头变得更加凸出，乳晕颜色变深，乳房表面可以看到青色条索状静脉。

（2）泌乳Ⅰ期：从妊娠中期开始到产后两天。

（3）泌乳Ⅱ期：产后胎盘娩出触发泌乳Ⅱ期。

（4）泌乳Ⅲ期：泌乳Ⅱ期之后，泌乳量从急剧上升变为缓慢增加，再到平稳状态，这个过程称为泌乳Ⅲ期。

（5）复旧期：指分泌乳汁的乳腺细胞因

为离乳而变得多余，从而凋亡，然后被脂肪组织取代的过程。

母乳分泌机制如图 2-2 所示。

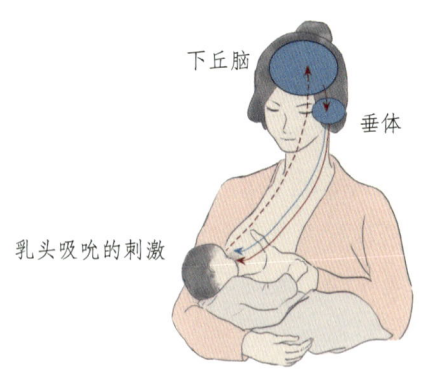

图 2-2　母乳分泌机制

4. 泌乳量的多少完全由泌乳素决定吗？

❓ 泌乳量的多少取决于泌乳素、乳汁的移出量及其他生理因素的综合作用。

乳汁的产生和分泌受到多种激素的调节，其中包括孕激素、泌乳素和催产素。孕激素在妊娠期间维持妊娠，但会抑制乳汁分泌。

第二章 乳汁的产生和分泌

产后,孕激素水平下降,泌乳素释放并维持高水平,从而促进乳汁分泌。泌乳素在乳头刺激作用下脉冲式分泌。频繁的哺乳刺激也可以增加泌乳素水平,进一步促进乳汁分泌。此外,催产素也参与乳汁分泌,它可以刺激乳腺腺泡的肌上皮细胞收缩,促进乳汁的喷射。

泌乳素在乳汁产生和分泌中扮演着重要的角色,它由垂体前叶分泌,对于启动和维持乳汁分泌至关重要。在妊娠期,泌乳素促进乳腺导管、乳腺腺泡和乳腺小叶的分化和成熟,为产后哺乳做好准备。产后,随着胎盘的娩出,孕激素水平下降,对泌乳素的抑制作用减弱,从而使泌乳素的分泌大幅增加,触发泌乳Ⅱ期,乳汁大量分泌。频繁的乳头刺激可以促使泌乳素脉冲式分泌,增加泌乳量,这也是鼓励母亲们频繁哺乳的原因之一。

乳汁分泌是一个动态的过程,受多种因素影响。除了激素的作用,乳汁的移出量也是一个关键因素。婴儿的吮吸会刺激乳腺，从而促进乳汁分泌。同时，乳腺被清空后会刺激更多乳汁的生成。

女性在哺乳期的乳汁生成速度个体差异非常大，有些人可能是其他人的 2～3 倍。同一个人两侧乳腺的泌乳量也有很大差异，很少人两侧乳腺泌乳量一样，这意味着一侧乳腺的乳汁生成速度与另一侧乳腺无关。

乳腺的泌乳量并不是婴儿摄入量的重要决定因素。婴儿的摄入量同样个体差异很大。例如，5 月龄婴儿的母乳摄入量可以从混合喂养状态下的 200mL，到母乳喂养时的 3500mL。

健康足月儿出生后的第 1 个 24 小时平均母乳喂养 4.3 次（范围为 0～11 次），第 2 个 24 小时平均母乳喂养 7.4 次（范围为 1～22 次），之后平均每天喂养次数中位数为 8 次。母乳摄入量通常与母体因素的相关性不大，如体重、身高、妊娠期增重、母亲年龄和产

第二章 乳汁的产生和分泌

次等。虽然婴儿出生体重不是母乳摄入量的高效预测因子,但1月龄时婴儿体重与母乳摄入量相关。产后最初4周的泌乳能力能高度预测整个哺乳期的泌乳量。

在乳汁分泌过程中,不仅需要各类激素共同调节,还需要母婴之间的配合、母乳喂养的频率等,乳汁分泌是各类因素共同作用的结果。

5. 和哺乳相关的几种主要激素有哪些?

答 和哺乳相关的主要激素包括孕激素、泌乳素和催产素。孕激素在妊娠期维持妊娠,泌乳素促进乳腺的发育和成熟,催产素刺激乳汁喷射和子宫收缩。这三种主要激素与其他激素一起,共同协调产后乳汁分泌和哺乳过程,以满足新生儿的营养和生长需求。

(1)孕激素:孕激素在整个妊娠期都维持在较高水平。泌乳素在妊娠期被母亲体内高水平的孕激素抑制,阻碍了乳腺细胞大量泌乳。产后胎盘娩出，孕激素水平快速下降，使得泌乳素水平上升，触发泌乳Ⅱ期。孕激素在产后前4天会下降至原来的1/10。如有胎盘残留，泌乳素水平会受到抑制，不能正常触发泌乳Ⅱ期。

（2）泌乳素：泌乳素由垂体前叶分泌，对启动和维持泌乳都至关重要。妊娠期泌乳素水平会有所上升，从非妊娠期的10～20ng/mL上升到临近足月分娩时的200～400ng/mL。泌乳素在妊娠期促进乳腺导管、乳腺腺泡和乳腺小叶的分化和成熟，但其水平不足以让女性的乳腺细胞分泌大量的乳汁。泌乳素受到下丘脑分泌的其他激素影响，其中多巴胺对泌乳素是抑制性调节，而促甲状腺激素释放激素（thyrotropin-releasing hormone，TRH）、催产素、神经降压素等可能是泌乳素分泌的刺激因子。产后胎盘娩出，孕激素水平急速下降，解除了对泌乳素的抑制，泌乳素会在24小时内脉冲式

第二章 乳汁的产生和分泌

分泌 7～20 次。血浆中的泌乳素水平在产后会持续上升，它的脉冲式上升和下降与乳头受到刺激的频率、强度和持续时间有关。婴儿的频繁吸吮会让母亲血浆中的泌乳素水平成倍增加，并大约在 45 分钟后达到峰值。有研究者发现，如果对乳头使用利多卡因麻痹，则母亲血浆中泌乳素水平不会上升。在有乳房手术史的患者中，如果负责乳头感觉的神经受损，母亲的泌乳有可能受到影响。

当乳汁分泌进入稳定阶段，随着哺乳期的进展，泌乳素水平会逐渐下降。此时决定乳汁生成量的关键因素是乳汁的移出量——即婴儿吸吮越多，乳汁移出越多，乳汁生成越多。但是如果母亲持续哺乳，其泌乳素的水平仍要高于不哺乳的女性。需要强调的是，在这个阶段的哺乳期女性当中，泌乳素水平的高低并不完全决定乳汁生成量的多少，增加移出量比提升泌乳素水平对乳汁生成量的增加更有效。

泌乳素水平与乳房的胀满度无关,吸烟会使母亲体内泌乳素水平下降,而啤酒中的某些非酒精成分会让其上升。动物研究表明,大量酒精可能导致泌乳素对吸吮的应答降低,催产素释放功能也减弱,从而影响乳汁生成量。母亲焦虑、情绪低落、缺乏自信,泌乳素水平也会比较低。

(3)催产素:又称缩宫素,在泌乳里也扮演着重要的角色。婴儿的吸吮会激发催产素的分泌。催产素作用于乳腺腺泡的肌上皮细胞,使肌上皮细胞收缩,引发喷乳反射。许多女性会在喷乳反射发生的同时,感到温暖、口渴、乳房酥麻。B超影像学研究发现,发生喷乳反射时,乳腺导管扩张,乳汁喷出。乳汁分泌进入稳定阶段后,每次哺乳可能会有多个喷乳反射。研究发现,88%的女性能感受到第一次喷乳反射,对随后的喷乳反射则无感觉。

催产素的分泌也呈脉冲式。在乳头受到

第二章 乳汁的产生和分泌

刺激后的 1 分钟，催产素水平上升，在停止乳头刺激后的 6 分钟，催产素水平降到基线水平。这种脉冲式的分泌，在母亲的每次哺乳中均会出现。当吸吮次数减少，母亲体内的催产素水平也会下降。

催产素还能促进母亲子宫收缩，预防母亲产后出血。一些母亲在哺乳时，小腹会有轻微的疼痛感。母亲在哺乳时感觉口渴，身体里有一股暖流流过，也是催产素的作用。母亲想到婴儿，或者听到婴儿的哭声，都可能引起体内催产素水平上升，引发喷乳反射。剖宫产术后、经历分娩期压力等情况下，催产素分泌会减少。帮助母亲增加自信，使其获得放松而自然的状态，与婴儿紧密接触，都有助于催产素分泌。母乳喂养在一定程度上可降低母亲产后患抑郁症的风险，其机制或许与催产素的分泌带来的良好感觉有关。

（4）其他激素：在围产期，许多激素在泌乳方面共同发挥着作用，例如生长激素、胰岛素在乳腺导管发育中发挥作用,糖皮质激素和甲状腺激素对乳汁分泌也很重要。这些激素可能会影响乳腺对生育激素的反应,并通过改变哺乳期乳腺的营养供给来调节乳汁的合成和分泌。现阶段需要更多的研究来证实其相关机理。

乳腺泌乳是一个连续的过程,从怀孕开始到哺乳结束,乳腺经历了一系列的变化。泌乳的启动和维持,不仅取决于母亲内分泌的变化,也取决于外界条件,如婴儿的吸吮、乳汁的移除、母乳喂养频率等。因此,不能单凭未怀孕或妊娠期女性乳腺的外形、产后是否挤出乳汁、在某一个时间点有无乳腺胀满感就判断该女性的泌乳能力及将来能否母乳喂养成功。

乳腺在妊娠期和哺乳期的发育及泌乳,最根本的目的是产生乳汁喂养婴儿。而婴儿出生后摄取母乳的能力及母婴之间母乳喂养关系的建立,对母亲的泌乳至关重要。因此,

第二章 乳汁的产生和分泌

在评估母亲泌乳能力的时候,不仅要考虑泌乳各个时期的特点,同时要观察婴儿的摄入表现,以及母亲和婴儿是否密切接触、是否频繁哺乳、母乳喂养关系是否正常。

6. 乳汁自泌乳Ⅱ期触发开始发生了哪些明显的变化?

答 自泌乳Ⅱ期触发开始,乳汁有两个明显的变化,即乳汁量的增加及乳汁成分的变化。具体变化如下:

(1)泌乳量的增加:在泌乳Ⅱ期,乳腺开始增加泌乳量。乳腺腺泡更加活跃,乳腺细胞开始大量分泌乳汁。这是为了满足新生儿更大的饮食需求。

(2)乳汁成分的变化:泌乳Ⅱ期的乳汁成分也发生了变化,以适应新生儿的特殊需求。在泌乳Ⅰ期,乳汁被称为初乳,富含抗体和免疫因子,能帮助新生儿建立免疫防御机制。而在泌乳Ⅱ期,乳汁的成分逐渐调整,

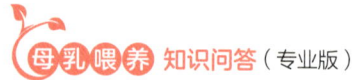

以提供更多的营养。这个阶段,乳汁中的蛋白质总量会逐渐降低,因为新生儿需要的主要成分是脂肪和碳水化合物。

①脂肪含量增加:在泌乳Ⅱ期,乳汁的脂肪含量逐渐增加。脂肪是新生儿生长和能量供应的重要来源。脂肪不仅为新生儿提供能量,还有助于大脑和神经系统的发育。

②碳水化合物含量增加:乳汁中的碳水化合物含量也有所增加。这些成分为新生儿提供能量,支持其体内代谢和生长发育。

③钠和氯水平降低:随着乳汁成分的调整,钠和氯的水平通常会降低。这是为了防止新生儿过量摄入这些电解质,同时保持适当的电解质平衡。

④磷酸水平增高:在泌乳Ⅱ期,乳汁中的磷酸水平可能会增高。磷酸在骨骼生长和维护中起着重要作用,有助于支持新生儿的骨骼发育。

泌乳Ⅱ期的这些变化反映了乳腺的适应

第二章　乳汁的产生和分泌

能力，确保乳汁能够满足新生儿从出生开始的不同营养需求。这种逐渐调整乳汁成分的机制，使得母乳成为适合新生儿成长和发育的完美食物。

7. 产后数天产妇开始"下奶"时，会有哪些表现？

答（1）乳房肿胀和发热：产妇在分娩后的数天内，乳房会出现肿胀和发热的现象。这是产后催产素和泌乳素作用，以及乳腺组织中的血流增加所致。催产素的释放促使乳腺腺泡的肌上皮细胞收缩，导致乳房充血和肿胀。同时，泌乳素的分泌增加，促使乳腺细胞分泌乳汁，导致乳腺组织充盈。这些生理反应使得乳房变得肿胀、紧绷，并且可能伴随局部的发热感。

（2）乳汁分泌：在乳腺管通畅的情况下，可以看到乳头有乳汁往下滴。这是因为在泌乳Ⅱ期，乳腺腺泡的分泌细胞开始积极分泌乳汁，而新生儿的吸吮刺激会引起乳汁的释放。当乳腺管通畅时，乳汁可以顺畅地从乳腺腺泡流向乳腺管，然后通过乳头排至体外。

（3）乳房充盈：乳房充盈是指乳房在准备分泌乳汁时充血、肿胀和紧绷的状态。这种现象表明乳房已经为乳汁分泌做好准备，准备满足新生儿的喂养需求。乳房充盈通常在新生儿出生后的48～72小时内开始，伴随着乳汁的增加和分泌。

8. 乳腺管通畅时哪些方法可以缓解乳房不适感？

答 产妇在乳房开始"下奶"时可能会感到不适，包括乳房肿胀、疼痛、发热等症状。以下是一些缓解不适感的方法：

（1）经常哺乳或吸奶：经常将乳汁排空是减轻乳房肿胀和不适的有效方法。经常哺乳或使用吸奶器可以保持乳腺管的通畅，并减少乳汁积聚。

第二章 乳汁的产生和分泌

（2）温热敷：使用温暖的湿布或热水袋轻轻敷在乳房上，可以促进血液循环，减轻乳房肿胀和疼痛。

（3）冷敷：如果乳房肿胀过于严重，冷敷有助于缓解肿胀和疼痛。但要注意不要过度使用冷敷，以免影响乳汁分泌。

9. 产后数天，产妇会觉得乳房又热又重又硬，可以看见乳头有乳汁往下滴，这是堵奶了吗？

答 这种情况不一定是堵奶。

产后数天，产妇开始"下奶"时，乳房可能会出现一系列变化，其中包括乳房肿胀、乳房充血、乳头充血，以及乳房感到热、重和硬等症状。这些症状通常是正常的生理现象，被称为"乳涨"或"乳房充盈"。产后乳房的热、重、硬等症状是由于乳腺细胞开始积极分泌乳汁，但乳汁在乳腺管中堆积。当乳腺管通畅时，可以看到乳头有乳汁往下滴，这是正常的充盈现象，而不一定是乳腺管堵塞引起的。

泌乳期乳房会有一些常见问题。尽管大多数问题可预防或得到改善，为确保母乳喂养的持续，仍需尽早识别、预防和治疗肿胀的乳房。

（1）识别肿胀的乳房。

①当乳汁分泌量快速增加时，乳房存储乳汁的容量可以大大超过腺泡容量。

②如果乳汁没有被移出，腺泡会被过度拉伸，使腺体细胞被拉扁拉长；腺泡的完整性依赖于每个腺体细胞的紧密联结。当压力增高使腺体细胞联结不紧，可能有乳汁经由细胞旁路流出，如乳糖渗漏到组织间质导致炎症，并且可能引起感染。

③膨胀可以部分或完全性阻挡腺泡周围的毛细血管循环，进一步降低细胞活力。这种膨胀同时也阻挡了毛细血管里丰富的催产素到达肌上皮复合体。

第二章 乳汁的产生和分泌

④充血血管中的渗漏液进入周围组织空间，导致间质水肿，进一步压缩和阻碍乳汁流动，由此形成了阻塞－水肿－流量减少－阻塞的循环。

⑤压力和充血使乳腺的淋巴引流受阻，以致清除停留在乳腺内毒素、细菌和凋亡细胞的系统停滞，从而引起乳腺炎。

⑥也有人认为乳汁蓄积时，一种抑制乳腺泌乳的反馈蛋白（被称为乳汁生成抑制素）会在乳汁停滞期间同时积累，因其作用乳汁产生进一步减少。

⑦乳汁蓄积引起的肿胀，是引起细胞凋亡或程序性细胞死亡的主要原因，而这会导致乳腺上皮细胞退化、乳汁再吸收、腺泡结构崩溃和乳汁停止分泌。

⑧肿胀程度可依据是否扩及乳晕，或只限于乳腺，或两者同时出现来区分。

⑨单纯乳晕水肿常见于悬雍乳，或接受大剂量静脉输液，或高血压引起的全身性水肿。

（2）预防肿胀：需要高效、彻底、频繁地排出乳汁。

①预防方法：最佳的含乳；早期频繁哺乳；按饥饿信号哺乳；不限频率或时长的哺乳；先完成一侧乳房哺乳再开始另一侧。

②肿胀程度及持续时间，是否会造成不可逆的影响尚不可知。然而乳腺可以从未被感染侧进行代偿性调整，该侧乳汁可正常分泌以达到婴儿需求量。

③预测母亲发生肿胀的风险。未能防止或解决乳腺没有频繁排出或排出不畅造成的乳汁淤积问题。女性乳房小（除了发育不全和管状乳）导致缺乏扩张空间。母亲乳汁合成效率高（高泌乳素症）是因为任何时候的乳汁生成量都明显多于乳汁移出量。

（3）常见治疗方法。

①保暖：当排乳反射受损或缓慢时，保暖可以提高催产素作用。

②哺乳前软化乳晕，有助于达到最佳的

第二章　乳汁的产生和分泌

含乳。

③如果乳晕水肿明显，轻柔按摩让乳头的组织液减少，帮助乳晕部成形，让乳头突出，从而提高乳汁移出量。

④冷疗法：在临床上，冷疗法有很广的应用范围（如冰袋、凝胶包、冷冻袋装蔬菜、冷冻过的湿毛巾）。临床和生理实证表明，冷疗法可使局部温度降低来达到疗效；让血管收缩和抑制细胞代谢率来降低炎症反应，减轻疼痛和水肿。冷疗法结束后，皮肤温度上升，但不会恢复到之前的水平。

冷冻甘蓝叶因其在减轻水肿、加快乳汁流动方面显效快而被经常使用。有研究将冷冻甘蓝叶与凝胶包做比较，显示出相似的减轻疼痛的功效。

⑤挤奶：通过手挤或吸奶器来舒适地减少乳汁生成抑制素的累积，降低腺泡机械压力，防止循环血流变化，缓解淋巴及其引流的阻力，降低乳腺炎风险及缓解乳汁分泌，

同时减轻母亲疼痛。

参考文献

[1] 孙丽娜，吴婷.初乳滴注联合专科针对性护理对缩短极低出生体重儿全肠道喂养时间效果分析[J].中国医药指南，2024，22（9）：167-170.

[2]Karen Wambach，Becky Spencer.母乳喂养与人类泌乳学[M].6版.高雪莲，孙瑜，张美华，译.北京：人民卫生出版社，2021.

[3] 任钰雯，高海凤.母乳喂养理论与实践[M].北京：人民卫生出版社，2018.

[4]Omranipour R，Vasigh M.Mastitis breast Abscess and Granulomatous Mastitis[J]. Adv Exp Med Biol，2020，1252：53-61.

[5]Kent J C，Mitoulas L R，Cregan M D，et al.Volume and frequency of breastfeedings and fat content of breast milk throughout the day[J]. Pediatrics，2006，117（3）：e387-e395.

[6]Neville M C.Anatomy and physiology of lactation[J].Pediatr Clin North Am,2001,48(1):13-34.

[7]Maul H,Maner WL,Saade G R,et al.The physiology of uterine contractions[J].Clin Perinatol,2003,30(4):665-676.

[8]王一然,木其尔,李程,等.不同泌乳阶段的母乳蛋白质含量系统综述[J].营养学报,2024,46(1):86-94.

[9]Cregan M D,Mitoulas L R,Hartmann P E.Milk prolactin feed volume and duration between feeds in women breastfeeding their full-term infants over a 24 h period[J].Exp Physiol,2002,87(2):207-214.

[10]Prime D K,Geddes D T,Hepworth A R,et al. Comparison of the patterns of milk ejection during repeated breast expression sessions in women[J].Breastfeed Med,2011,6(4):183-190.

[11]Alex A, Bhandary E, McGuire K P. Anatomy and physiology of the breast during pregnancy and lactation[J].Adv Exp Med Biol, 2020, 1252: 3-7.

[12]Kellams A. The academy of breastfeeding medicine protocol committee[J]. Breastfeed Med, 2022, 17 (9): 776.

[13]陈思妤, 高峰, 王红利.初乳口腔免疫疗法联合口腔按摩对早产儿生长发育及神经发育的影响[J].临床医学工程, 2024, 31 (1): 87-88.

[14]Sriraman N K.The nuts and bolts of breastfeeding: anatomy and physiology of lactation[J].Curr Probl Pediatr Adolesc Health Care, 2017, 47 (12): 305-310.

[15]Neifert M R.Prevention of breastfeeding tragedies[J].Pediatr Clin North Am, 2001, 48 (2): 273-297.

（徐丹凤　韩君）

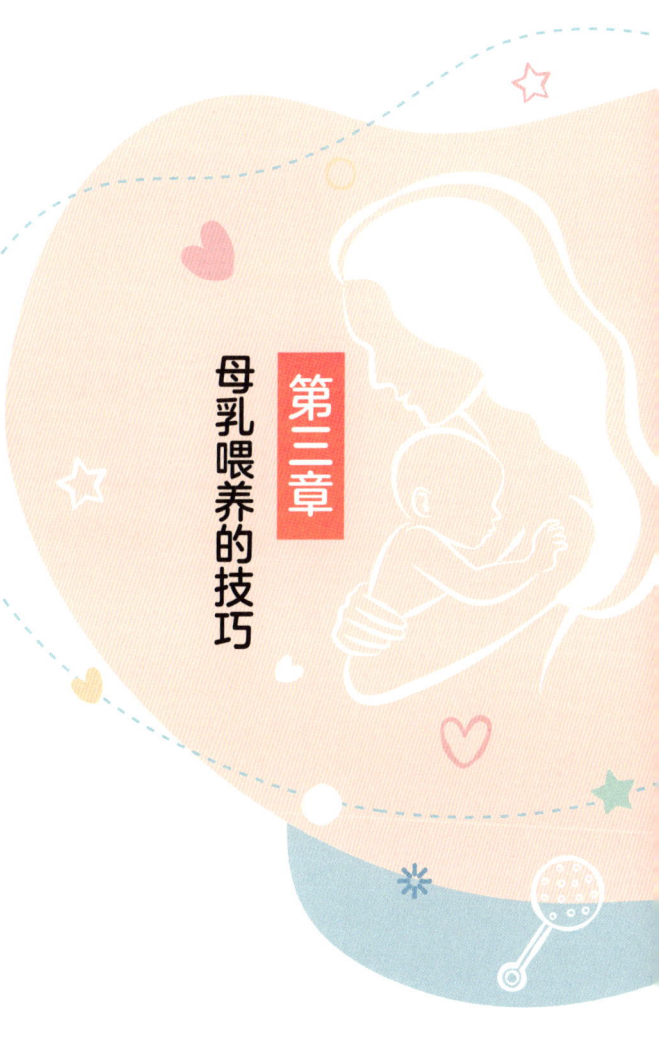

第三章 母乳喂养的技巧

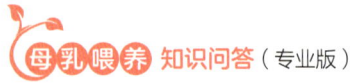知识问答（专业版）

1. 手挤奶的指征是什么？

答 母婴分离；乳腺肿胀，有硬结；早产儿吸吮能力不足。

女性在母乳喂养期间有时需要挤出乳汁，不管母亲使用哪种方法都不可能像被一个强健的婴儿吸吮那样有效地移出乳汁，婴儿的吸吮结合了吸吮力、口腔内负压和牙龈对乳晕有节奏的挤压。母亲可能需要尝试多次才能熟练地挤奶。轻柔的乳腺按摩可以安抚母亲并使之放松，有助于挤出更多的乳汁。学会独立手挤奶，可以帮助母亲建立自信心。拥有了这项技能后，不论是遇到吸奶器故障、自然灾害，还是电池的电力不足，母亲都可以在与婴儿短暂分离时，自行挤出乳汁。促进母乳喂养成功的十项措施中，有一项就是鼓励每位母亲都学习怎样手挤奶。挤奶可以缓解乳房的肿胀感，在婴儿无法吃奶时能刺激泌乳。有的母亲乳汁比较多，手挤奶也是储存母乳时的一种比较方便的操作。手挤奶

具体作用如下:

(1) 促进泌乳量增加。

(2) 因母婴分离导致哺乳关系建立延迟,挤出乳汁可刺激泌乳Ⅱ期的建立。

(3) 如果婴儿因生病、早产或住院而不能有效吸吮,挤出的乳汁可以补充乳汁量。

(4) 预防和缓解乳腺肿胀。

(5) 当母亲离开,由他人照顾婴儿时,给婴儿提供乳汁。

(6) 母亲在工作或求学时,给婴儿提供乳汁。

(7) 在下列情况下,保持或增加泌乳量。

①因旅行、母亲住院、母亲使用哺乳期禁忌的药物而暂停哺乳。

②由于哺乳次数过少或乳汁移出不充分导致泌乳量下降。

③母亲选择挤出来喂,而不亲喂。

(8) 捐献乳汁给人乳库。

2. "挤奶时将拇指及食指放在距乳头根部大约 2cm 的位置,二指相对进行挤压。"对挤奶的描述是否正确?

答 正确。正确的挤奶步骤与方法如图 3-1 所示。这种手法有助于刺激乳汁的分泌和流出。

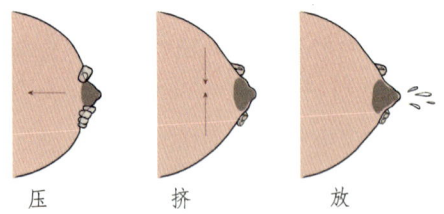

压　　　　挤　　　　放

图 3-1　正确的挤奶步骤与方法

(1)洗手:在开始挤奶前,要确保双手的清洁,以预防感染。

(2)定位手指:拇指及食指应放在距乳头根部约 2cm 的乳晕上,形成 C 字形,手指朝向胸壁。

(3)挤压和按摩:有节奏地向前按摩乳

房，不要捏或用力挤，以免伤害乳腺组织。

（4）变换位置：在乳房上变换位置，确保整个乳房都能被触及，以促进乳汁的排出。

（5）两侧交替：两侧乳房应交替挤奶，一般每侧 3～5 分钟，挤奶时间总共 20～30 分钟。

（6）避免过度挤压：在挤奶过程中，应避免使劲挤压、摩擦或牵拉乳房，以免造成伤害或不适。

这些步骤有助于有效地移出乳汁，并确保乳房的健康。同时，每个女性的乳房形态和大小都有所不同，因此母亲可以根据自己的情况选择最适合自己的挤奶方式。

3. 如何做到按需哺乳？

答 按需哺乳是 WHO 和联合国儿童基金会推荐的母乳喂养方式，它强调根据婴儿的需求来决定哺乳的频率和时长，而不是遵循固定的时间表。以下是按需哺乳的一些关键注意事项。

（1）母乳喂养的时长和频率：应该根据婴儿的饥饿信号来决定何时需要哺乳，而不是按照固定的时间表。婴儿的饥饿信号包括扭动、寻找乳房、吸吮手指、哭闹等。母亲应该及时响应这些信号，进行哺乳。

（2）婴儿自我调节：婴儿具有自我调节的能力，能够根据自己的生长需要来决定吃奶的量和频率。母亲应该信任婴儿的这种能力，而不是试图控制哺乳的次数。

（3）避免限制哺乳：不要限制哺乳的次数、时间和地点。这可能会导致母亲和婴儿的不适，甚至可能影响母乳的分泌和婴儿的生长发育。

（4）观察婴儿的饥饿信号：母亲应该学会识别婴儿的饥饿信号，如早期的扭动、中期的不安和晚期的哭闹，以便及时哺乳。

（5）避免干扰婴儿的自我调节：不要试图通过控制哺乳时间来改变婴儿的自然进食

模式。这可能会干扰婴儿的自我调节,导致喂养问题。

(6)母乳喂养的灵活性:母乳喂养应该是一个灵活的过程,母亲可以根据自己的情况和婴儿的需求来调整哺乳的安排。

(7)支持和教育:母亲应该获得足够的支持和教育,了解按需哺乳的重要性,以及如何识别和响应婴儿的饥饿信号。

(8)避免过度喂养:虽然按需哺乳很重要,但也要注意不要过度喂养。如果婴儿吃饱了,母亲应该停止哺乳,即使时间还早。

按需哺乳有助于建立母亲和婴儿之间的亲密关系,同时能确保婴儿获得足够的营养和水分。通过这种方式,母亲可以更好地满足婴儿的生长需要,同时促进母乳喂养的成功。

4.母乳喂养时母亲抱婴儿的要点有哪些?

答 母乳喂养时母亲和婴儿应当找到最舒

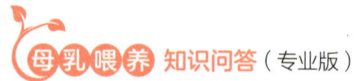

适的姿势并实现有效的含乳。

（1）姿势的稳定性。

①婴儿需要得到良好的支撑，被抱得贴近母亲。

②卧位或坐位哺乳时，母亲可以使用靠枕支撑背部和手臂，增加舒适度。

③母亲可以把脚放在地板上或踩个脚凳，膝盖位置高于臀部，帮助婴儿更好地靠近母亲胸部。

（2）婴儿的身体姿势。

①婴儿的耳部、肩部和臀部应保持一条直线。

②婴儿的双颊需要与乳房保持相同的距离，下巴深深地压向乳房。

③如果乳房阻碍婴儿呼吸，可以将乳房轻轻压向母亲身体方向，让婴儿的头向后稍稍离开乳房。

（3）婴儿的嘴巴位置。

①婴儿的嘴巴应略低于乳房中心，朝向

乳房方向。

②婴儿的鼻子和母亲的乳头保持同一直线,下唇比上唇覆盖更多的乳晕组织。

③母亲的乳头向上朝向婴儿硬腭时能诱发吸吮反射并让婴儿含入更多乳晕组织。

(4)避免乳头疼痛。

①婴儿的不良姿势是乳头疼痛的主要原因,避免拉扯乳头是关键。

②母亲在第一次哺乳时可能会感到不适,但这种感觉应随时间消退。

(5)乳房支撑。

①给予乳房支撑能帮助婴儿早期实现有效含乳,尤其是乳房较大时。

②母亲可以用空闲的手以C字形姿势支撑乳房,大拇指在乳房上方,其他手指放在乳房下方并弯曲。

③乳房下方垫毯子或毛巾卷能提供足够支撑并解放一只手。

(6)特殊乳房支撑技巧。

①对于早产儿和其他肌肉发育较弱的婴儿,采用"舞蹈者手势"有助于稳定下颌和增加负压。

②母亲的手向前,用后三根手指支撑乳房,大拇指和食指间的手掌位置支撑婴儿下颌。

③母亲的食指微微弯曲,从一侧扶住婴儿面颊,大拇指扶住另一边面颊。

(7)舒适与持久。

①帮助母亲在哺乳早期找到舒适的姿势能鼓励她们延长母乳喂养的时间。

②正确的哺乳姿势和含乳方式对于母亲和婴儿的健康和舒适度都至关重要。

在哺乳过程中,母亲和婴儿之间的默契和舒适感是建立良好哺乳关系的基础。通过不断尝试和调整,找到最适合双方的哺乳姿势和含乳方式,是母乳喂养成功的关键。同时,母亲的产后不适也需要及时关注和处理,以确保哺乳过程的顺利进行。

5. 常见的母乳喂养姿势包括哪些?

答 半躺式（图3-2）、摇篮式（图3-3）、侧坐式、侧躺式（图3-4）。

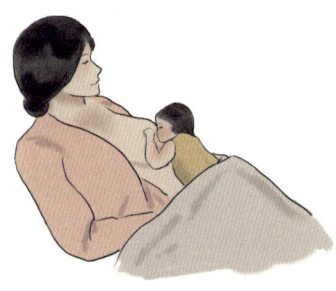

图3-2 常见的母乳喂养姿势（半躺式）

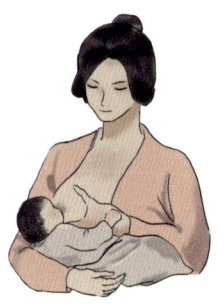

图3-3 常见的母乳喂养姿势（摇篮式）

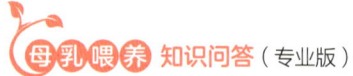

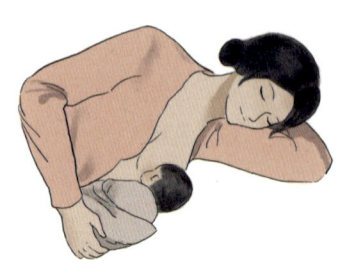

图 3-4 常见的母乳喂养姿势（侧躺式）

母亲会采用各种姿势哺乳。灵活地教授哺乳姿势能反映出对母亲和婴儿天生且本能行为的尊重。最常用的母乳喂养姿势是半躺式、摇篮式、侧坐式和侧躺式。母亲们也会发现在某些特定的情况下，有很多其他姿势能使用。如果母亲通过非传统的姿势能获得有效含乳，那就没有理由去干扰。避免任何消极语言，以免消弱母亲的自信心或者增加她的焦虑。

将乳房比作有时针的时钟能帮助母亲在尝试各种握法和姿势时有直观的视觉指示。在给母亲建议时，一定要告诉她们个体在解剖上会存在差异，同样每个人的舒适及自我感觉也存在差异。

以下关于喂养姿势的描述，是假设母亲用右侧乳房进行哺乳。

（1）半躺式哺乳：也称生物性滋养，利用了母亲和婴儿天生的本能和直觉。半躺式哺乳能刺激婴儿更多的原始反射。因此当母亲处于半躺位且婴儿趴在她的胸部上时，本能的母性行为和婴儿原始反射就会被触发，从而激发母乳喂养。正是由于这个原因，我们鼓励母亲在产后早期阶段就使用这个姿势开始哺乳。

在这个姿势下，母亲背向后靠取半卧位，让婴儿的腹部贴在母亲的腹部，趴在母亲身上。除了能更好地刺激新生儿反射，这个姿势还能让奶量较多的母亲避免一下子让过多的母乳进入婴儿嘴里。半躺式哺乳就是母亲支持组织多年来提倡的"俯卧式"或"向下式"哺乳姿势。这个姿势对于那些会咬乳头或缩舌的婴儿也有帮助，因为重力作用会促进婴儿的下颌向前。在半躺式姿势下，重力会使母亲和婴儿互相接触，对哺乳更有帮助，而不会阻碍哺乳。

但还需要认识到，半躺式哺乳在某些情况下会削弱婴儿的进食能力。如果你能注意到一个新生儿在一开始没有强有力的吸吮情况，就能避免后续的一系列补充喂养。产后第一个小时的有效含乳与一系列因素有关，包括婴儿姿势的摆放，让他们在靠近并含上乳头和吸吮时，下颌能本能地接近母亲乳房的下方。

母亲能在各种哺乳姿势下进行哺乳，并不只有一种"正确"的抱住婴儿的方式。经过一定时间，婴儿能自己含上，并且在各种姿势下吃奶，尤其是在稍大月龄的时候。

（2）摇篮式哺乳：通常是母亲坐着，将婴儿横抱在其腹部前面。当用右侧乳房哺乳时，母亲将婴儿的头部放在右手臂弯里，用右手支撑孩子的身体。这个姿势母亲本能地就会做出来。但是，在新生儿早期阶段，通常新生儿颈部容易朝其胸口弯曲。采用时钟类比法，母亲的左手食指可以在 6 点钟位置，左手大拇指在 1 点钟位置，用左手做出杯子的形状环绕乳房以便含乳，食指在 10～11 点中间，大拇指在 2～3 点之间。

当婴儿和母亲存在含乳或者乳汁移出问题时，摇篮式不是很适用。采用这种姿势哺乳时，母亲对于婴儿的头部活动控制力有限，因此不能协助或者引导婴儿更好地含乳。

（3）在人类生存的过程中，女性想出了各种创意姿势来哺育她们的孩子。哺乳姿势注意点可总结为五字口诀："一面大贴支"。这个口诀强调了哺乳过程中几个关键的注意事项，旨在确保母婴双方都能舒适且有效地进行哺乳。以下是对这个口诀的详细解释。

"一"：指的是新生儿耳部、肩部、臀部与身体中线成一条直线。这个姿势有助于

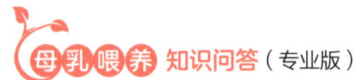

保持婴儿的呼吸道畅通,降低窒息的风险,同时也能使婴儿更容易找到并含住乳头。

"面":婴儿面部对着母亲的胸部,鼻尖对着乳头。这样的位置有利于婴儿更直接、更有效地接触到母亲的乳头,避免婴儿因头部姿势不当而难以吸吮。

"大":哺乳前,刺激婴儿嘴巴张到最大再送乳。这样可以确保婴儿的口腔能够充分包裹住乳头和乳晕,形成有效的吸吮,促进乳汁的分泌和流动。

"贴":婴儿皮肤尽可能多地接触母亲的皮肤。这不仅可以增加母婴之间的亲密感,还有助于婴儿保持温暖和稳定。同时,皮肤接触也可以促进催产素的释放,有助于增强母亲和婴儿之间的联系。

"支":帮助母亲及婴儿采用舒适放松的体位,双方关键部位均应用软枕或靠垫类的东西支撑。这样可以减轻母亲和婴儿的身体负担,避免因为姿势不当而导致不适和疼痛。同时，适当的支撑也可以帮助母亲更好地控制哺乳的过程，确保乳汁能够顺利地流出并被婴儿吸吮。

总之，五字口诀"一面大贴支"为哺乳姿势提供了简洁明了的指导原则。遵循这些原则，在母乳喂养过程中母亲和婴儿都可以更加舒适、有效，促进母婴之间的亲密联系和婴儿的健康成长。

6.含接乳房时，婴儿的嘴巴应含接到乳房哪些部位？

答 婴儿含接乳房时，需要含住乳头及其后方尽可能多的乳晕。

深含乳能让婴儿含进很大一部分乳腺组织。婴儿需要含住乳头及其后方并尽可能多的乳晕，这样能让婴儿口腔产生足够强的负压来维持含乳状态并诱发乳房排乳。之后婴儿能通过吸吮吃到乳汁。乳汁移出并减轻乳房内压力，能维持乳汁分泌。当婴儿含乳良好时，母亲会感觉到时间长的、有吸力的、高流速的吸吮。

（1）稳固的含乳能确保婴儿含进足够多的乳腺组织，在吸吮的最优姿势下，乳房略高于婴儿张开嘴巴的中心。婴儿的嘴唇应向外翻开，并张大嘴巴。下嘴唇覆盖大部分乳晕，上嘴唇相对少覆盖一些乳晕，形成一个不对称的含乳。

（2）不对称、略偏离中心的含乳能形成深含乳。当婴儿的头部和身体不在一条直线上或是婴儿的头部没有朝向乳房时，哺乳姿势会出现问题。当婴儿的鼻子与母亲的乳头成一条直线时，母亲可以用乳头轻擦婴儿的上唇，使婴儿的头部朝上而不是朝下。当婴儿含乳良好时，舌头在乳房的下方，并且向外伸足够远，直到包裹牙槽嵴（下牙龈线），婴儿的舌头随后形成一个凹槽，乳汁会沿着凹槽流动。并且婴儿会把乳头含进口腔或舌头中心位置。婴儿的下颌置于乳头后方，并有节律地按压乳晕,形成吸吮—吞咽—暂停的重复模式。当含乳良好时,母亲的不适会降到最低程度。

7. 婴儿吸吮不佳的常见表现有哪些?

答 总是哭闹,体重不增,大小便次数减少,倦怠无力,极度烦躁,吞咽声不明显,等等。

婴儿吸吮不佳的常见表现可以总结为以下几点。

(1)总是哭闹:婴儿可能因为吸吮困难而感到不适或饥饿,因此会表现出频繁的哭闹。这种哭闹可能是持续的或间歇的,而且可能很难通过其他方式安抚。

(2)体重不增:如果婴儿吸吮不佳,他们可能无法获得足够的营养,从而导致体重增长缓慢或停滞。体重不增是婴儿吸吮不佳的一个明显迹象,家长应密切关注。

(3)大小便次数减少。

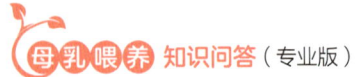

①尿液减少：出生2天之后，尿液量减少且浓缩，甚至可能出现砖红色结晶或无尿的情况。

②大便次数减少：出生3天之后，大便次数少于每天4次，或者出生后6天大便仍未变黄，这可能是婴儿摄入不足的表现。

（4）倦怠无力：如果婴儿在24小时内自己睡醒吃奶的次数少于8次，这可能表示他们因为吸吮困难而感到倦怠无力。

（5）极度烦躁：婴儿可能因为无法满足饥饿感而表现出极度烦躁，即使尝试喂食也无法使他们满足。

（6）吞咽声不明显：出生4天之后，在哺乳时仍然听不到明显的吞咽声，这可能表明婴儿没有有效地吸吮和吞咽乳汁。

（7）不能含接到乳房：婴儿可能由于姿势不正确、口腔结构问题或其他原因而无法将乳房正确地含入口中。这也是吸吮不佳的一个常见表现。

（8）母亲乳房问题导致的婴儿吸吮不佳。

母亲乳房出现更加严重的疼痛或原来未有疼痛但现在出现，这可能是由于婴儿吸吮方式不正确。而母亲乳房肿胀疼痛，导致婴儿吮吸困难或不能吸吮，也是吸吮不佳的一个表现。

如果家长发现婴儿存在以上吸吮不佳的表现，应及时寻求医生或专业人员的帮助，以确定问题的原因并采取适当的措施。这可能包括调整哺乳姿势、使用辅助工具、提供额外的支持等。同时，母亲也应注意自己的乳房健康，确保能够给婴儿提供充足的乳汁。

8. 婴儿含乳困难的原因有哪些？

答 座位太高或太低、太远；婴儿身体没有贴近母亲；婴儿的颈部歪着；母亲只支撑婴儿头部，未托住臀部。

母亲和婴儿经过数次哺乳，才能实现有效含乳。如果出现含乳困难，根据婴儿的耐

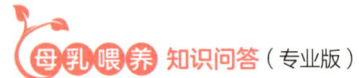

受情况,母亲可以尝试使其含乳 10 分钟左右。如果婴儿哭闹,推开或者显示其他退缩或抗拒行为,如打嗝、咳嗽、犯恶心或打喷嚏,母亲应当停止目前的尝试,安抚婴儿,过一会再试。以下情况都可能导致婴儿含乳困难:

(1)母亲在分娩过程中使用药物。

(2)使用产钳或胎头吸引术。

(3)出生后干预,如咽喉深部吸引。

(4)婴儿长时间哭闹。

(5)婴儿锁骨骨折或有头颅血肿。

(6)母亲乳腺肿胀使乳头扁平或内陷。

(7)不正确的哺乳姿势。

(8)母亲对于如何抱婴儿和放上乳房哺乳缺乏信心。

(9)婴儿高腭弓或空泡状上颚。

(10)婴儿舌系带过短或过紧。

(11)婴儿唇腭裂。

(12)婴儿低血糖。

(13)婴儿肌张力过高或过低。

(14)婴儿有吸吮舌头或舌头推拒的表现。

(15)婴儿因为使用奶瓶而偏好人工奶嘴。

(16)婴儿因为感冒或过敏而鼻塞。

(17)母亲正在使用会通过乳汁影响婴儿的药物。

为了解决这些问题,母亲和医务人员需要共同努力,确保婴儿能够正确地含乳并获得足够的营养。这可能包括调整哺乳姿势、使用辅助工具、提供额外的支持等。同时,对于某些特殊情况,如婴儿口腔结构异常或肌张力异常,可能需要寻求专业的医疗帮助。

9. 含乳姿势不当对产妇及婴儿会造成哪些影响?

答 可能造成母亲乳头疼痛及皲裂,无效吸吮,乳房持续没有排空,乳房肿胀,泌乳量逐渐减少;造成婴儿饥饿加剧,肠绞痛样症状,体重增加不足,黄疸风险增加。

(1)对母亲的影响。

①乳头疼痛及皲裂：当婴儿含乳姿势不正确或含乳过浅时，他们可能会用牙龈或舌头摩擦乳头，而不是正确地含住乳晕。这会导致母亲乳头疼痛、发红，甚至可能出现皲裂。

②无效吸吮：由于含乳姿势不当，婴儿可能无法有效地从乳房中吸出乳汁。这会导致母亲感觉乳房未排空，增加乳房肿胀和乳腺炎的风险。

③泌乳量减少：如果婴儿的吸吮无效，乳房就无法接收到足够的刺激，这可能导致泌乳量减少，甚至泌乳失败。

（2）对婴儿的影响。

①饥饿加剧：由于含乳姿势不当，婴儿可能无法获得足够的乳汁来消除他们的饥饿感。这会导致他们频繁地哭闹和寻求食物。

②肠绞痛样症状：当婴儿主要吃到前奶时，他们可能会因为缺少后奶中的脂肪而感到不适。这可能导致肠绞痛样症状，如腹部绞痛和哭闹。

③体重增加不足:如果婴儿不能获得足够的高脂肪后奶,他们可能会因为营养不足而导致体重增加缓慢甚至体重减少。

④黄疸风险增加:由于摄入的乳汁量不足,婴儿的尿量和排便量可能会减少,这可能会增加黄疸风险。

(3)建议。

①形成正确的含乳姿势:确保婴儿正确地含住乳晕,而不是仅仅含住乳头。这可以通过将婴儿的头部稍微向后倾斜,使他们的下颌贴近乳房来实现。

②寻求帮助:如果母亲或婴儿在哺乳过程中遇到困难,应该寻求专业的帮助,如向哺乳顾问或儿科医生寻求帮助。

③增加泵乳或挤乳:如果婴儿的吸吮无效,母亲可以考虑使用泵乳器或手挤奶来增加乳汁的分泌和移出。

④避免过早补充喂养:可能的话,应该尽量避免过早地给婴儿补充一般配方水奶。

这可能会干扰婴儿的吸吮反射和母亲的乳汁分泌。如果必须补充喂养，应鼓励母亲继续泵乳或挤乳以增加泌乳量。

10. 如何有效增加泌乳量？

答 要增加泌乳量，以下是一些有效的方法。

（1）婴儿频繁、有效地吸吮乳房。

①婴儿的吸吮动作是刺激乳汁分泌的关键因素。频繁的吸吮可以刺激乳房，促进催乳素的分泌，从而增加泌乳量。

②确保婴儿正确地含住乳晕，而不仅仅是乳头，这样可以更有效地刺激乳房。

（2）掌握哺乳相关技巧。

①哺乳前排空膀胱，清洗双手，以确保哺乳时的卫生和舒适。

②使用放松技巧，如听放松的音乐、洗热水澡等，有助于减轻压力，促进乳汁分泌。

③营造最佳哺乳环境：应确保环境安

第三章 母乳喂养的技巧

静、舒适,远离干扰。

④在哺乳前或哺乳时喝一杯温水,有助于补充体内水分,促进乳汁分泌。

⑤哺乳前对乳房进行温热敷,可以促进乳房血液循环,刺激乳汁分泌。

⑥轻轻按摩、抖动、拍乳房,以及挤出少量母乳并轻柔地刺激乳头,都可以帮助刺激乳房,增加泌乳量。

⑦抱着婴儿进行肌肤接触,可以增加母婴之间的亲密感,也有助于刺激乳汁分泌。

⑧采取舒适的半卧位,让婴儿俯卧在胸口,这种姿势有助于婴儿更有效地吸吮乳房。

⑨在给婴儿哺乳时,可以轻轻挤压乳房,帮助乳汁流出。

(3)其他注意事项。

①保持充足的睡眠和合理的饮食,确保摄入足够的营养和水分,对增加泌乳量也有帮助。

②尽量避免使用可能影响乳汁分泌的药物。

③如果泌乳量仍然不足，可以考虑咨询医生或专业的哺乳顾问，寻求进一步的帮助和建议。

采用上述方法，母亲可以有效地增加泌乳量，满足婴儿的营养需求。同时，也要注意保持良好的心态和耐心，相信自己的身体能够为婴儿提供足够的乳汁。

11. 婴儿母乳喂养时的觅乳征象有哪些？

答 婴儿母乳喂养时的觅乳征象，也称为觅食反射，是婴儿寻找和准备吸吮母乳的一种自然反应，是典型的舔舐行为，如流口水、舔舌、舔嘴唇等。以下是关于觅食反射的详细解释。

（1）定义：觅食反射是指婴儿在接受刺激时（如脸颊接触到母亲的乳房或手指），会扭头面对刺激并张大嘴巴期待开始喂养的反射行为。

（2）功能：觅食反射能够使婴儿"抓住"

母亲的乳头并保持舌头靠在口腔底部,便于挤压乳导管,从而有效地吸吮母乳。

(3)行为表现:

①在觅食反射前后,婴儿会有典型的舔舐行为。

②当觅食反射被触发时,婴儿能够辨认出乳头,将头向乳头方向转动,张开嘴巴,放下和伸出舌头,含住乳头。

(4)生理机制:觅食反射受三叉神经、面神经、副神经和舌下神经的支配,这些神经协同工作,使婴儿能够准确地找到乳房并吸吮母乳。

(5)重要性:觅食反射对于母乳喂养非常重要,它可帮助婴儿定位食物的所处位置(乳房),确保婴儿能够有效地获取营养。

需要注意的是,出现觅食反射并不一定代表婴儿饿了。这种反射在婴儿3~4月龄的时候会明显减弱。家长应正确区分婴儿是饿了还是仅为觅食反射,避免喂食过量。同时,建议家长在新生儿出生后尽早开始母乳喂养，并在哺乳过程中注意观察婴儿的觅乳征象，以确保婴儿能够充分吸吮母乳，获得足够的营养。

12. 婴儿饥饿时有哪些表现？

答 寻找乳房；有吸吮动作或咂嘴唇，伸舌头；流口水；左右晃动头部。

在母乳喂养过程中，母亲需要仔细观察婴儿的表现，以便在婴儿饥饿时第一时间哺乳。婴儿的饥饿表现可以分为早期、中期和晚期三个阶段，以下是对这些阶段的详细解释。

（1）早期阶段：

①嘴巴张大，积极寻找乳房。

②身体扭动，胳膊和腿运动增加。

③左右晃动头部，似乎在寻找食物来源。

④表现出觅食反射，如将手指放到嘴边时会试图吮吸。

（2）中期阶段：

①发出"吭吭唧唧"的声音,表达不满或焦虑。

②做出明显的吸吮动作或咂嘴唇,这是婴儿在尝试满足自己的饥饿感。

③情绪开始变得不安,可能会出现间断性哭闹。

(3)晚期阶段:

①奋力哭闹,声音高频且令人不安。

②脸色变红,这是由于哭闹导致血压升高和血液循环加快。

请注意,哭闹已经是婴儿饥饿的晚期表现。在这个阶段,婴儿可能会因为过度饥饿和情绪不稳定而难以含接好乳房。因此,母亲在观察到中期阶段的饥饿表现时,就应该及时哺乳,以避免婴儿进入晚期饥饿状态。

同时,当婴儿哭闹时,他们的血压和颅内压都会升高,会导致含氧量低的血液回流到循环系统,而不是回流到肺部。这种生理变化可能会让婴儿感到更加不适,因此需要时间来安抚婴儿,使其情绪和躯体状态都稳定下来,然后再尝试哺乳。

母乳喂养的过程中,母亲需要细心观察婴儿的表现,以便在婴儿饥饿时及时哺乳,并确保婴儿能够舒适、有效地吸吮母乳。

13."侧躺式哺乳时母亲可以用手按住乳房及婴儿头部,防止乳房堵住婴儿鼻子。"这种说法是否正确?

答 错误。

侧躺式哺乳时不建议母亲用手按住乳房及婴儿头部,这种姿势是错误的。正确的姿势如下:

(1)母亲采取侧卧位,并在头部、双腿间和背部放置靠枕或枕头,以找到最舒适的姿势。

(2)母亲可以将下方的手臂放在头部下方,而上方的手臂则用来支撑婴儿的头部,或者放在婴儿的背部以提供支撑。

第三章 母乳喂养的技巧

（3）在哺乳时，母亲应将婴儿靠向乳房，并通过转动身体来抬高或放低乳房至婴儿容易触及的位置。

（4）为了帮助婴儿保持侧卧位进行有效吸吮，可以在婴儿背后放置一个靠枕、毛巾卷或毯子。

（5）当使用上方的乳房进行喂养时，母亲可以稍微转向婴儿，使乳房靠近婴儿嘴巴的水平位置。此时，母亲可能需要调整靠枕的位置以获得必要的支撑。

（6）在侧躺式哺乳时，母亲不需要用手按住乳房及婴儿头部。婴儿和母亲应面对面平行侧卧，婴儿鼻尖对准母亲乳头，以便其抬头并暴露鼻腔，从而顺畅地呼吸。

（7）母亲可以采用 C 字形的手势托起乳房，这样不仅可以使乳房更容易被婴儿含住，还能确保婴儿能够清晰地看到并吸吮到乳头，同时暴露婴儿的鼻腔，防止堵塞。

（8）正常的吸吮方式下，婴儿的鼻腔是

不会被堵塞的。如果母亲试图用手按住乳房，反而可能导致乳汁流出不畅，甚至引起乳导管阻塞。

在侧躺式哺乳时，母亲应该尽量放松，让婴儿自然地靠近乳房进行吸吮，而不需要额外用手按住乳房或婴儿头部。

14. 婴儿无效吸吮的表现是什么？

答 婴儿总是哭，总想吃奶或每次吃奶的时间很长。

婴儿的功能性吸吮是一个复杂而精细的过程，涉及多个方面的协调，包括口腔运动、舌头和嘴唇的动作，以及呼吸和吞咽的同步。这个过程对于婴儿获取足够的营养和与母亲建立深厚的情感联系至关重要。

研究表明，婴儿的吸吮模式多种多样，但母乳喂养的婴儿吸吮节律通常与母乳量成反比。当乳汁流速较高时，婴儿会倾向于降低吸吮频率，大约为每秒 1 次。这种吸吮被称为营养性吸吮,因为它直接涉及乳汁的获取。相比之下,非营养性吸吮的频率更高,平均每秒 2 次,通常发生在乳汁量较少或婴儿探索乳房时。

在母乳喂养过程中,婴儿的吸吮频率和模式会随着时间的推移而发生变化。开始时,婴儿会快速吸吮以刺激乳汁流出。一旦乳汁开始流出,婴儿会开始吞咽,并放慢吸吮节奏。在整个喂养过程中,婴儿的吸吮模式会在营养性和非营养性之间持续切换,以适应不同的乳汁流速和自身的需求。

刚出生,特别是出生后 24 小时内的新生儿,其吸吮可能不太规律,因为他们的吸吮能力和身体协调性还在发展中。在最开始的几天里,新生儿可能需要通过多次快速而短暂的吸吮来刺激乳汁分泌,这通常表明初乳的量相对较少。随着母亲开始产生更多的过渡乳和成熟乳,婴儿的吸吮模式也会逐渐变得更加规律和有效。

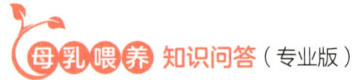

随着时间的推移,婴儿在吸吮方面会变得更加有效率。他们能够有效地吸出更多的乳汁,同时减少停顿的次数。这种效率的提高不仅体现在吸吮动作上,还体现在呼吸、吞咽和吸吮之间的协调上。这些改进使得婴儿能够更快地获得所需营养,同时也能减轻母亲的疲劳感。

无效吸吮通常有以下表现:

(1)婴儿易激惹,频繁哭闹。

(2)婴儿摇头,不能持续含乳,反复使乳头脱落。

(3)婴儿吃奶时间过长或过短,含着乳头睡觉。

(4)母亲没有感觉到喷乳反射。

(5)哺乳后母亲乳房仍然充盈、坚硬。

(6)婴儿总是想吸母乳。

(7)母亲乳头破损、皲裂或肿胀。

有效吸吮和含乳对于婴儿获取足够营养和母亲维持乳汁供应都至关重要。母亲和婴儿之间需要建立良好的互动关系，以实现乳汁的有效移出。当发现无效吸吮迹象时，应及时采取措施进行纠正，如调整哺乳姿势、进行吸吮训练等，以确保婴儿能够健康成长。

15. 哪些是婴儿含乳姿势正确的表现？

答 婴儿下颌贴到乳房；婴儿嘴巴张得很大；婴儿面颊鼓起呈圆形。

正确的含乳姿势：乳头及大部分乳晕应含在婴儿口中，婴儿嘴巴张大，下唇向外翻，舌头呈勺状环绕于乳头及乳晕。婴儿面颊鼓起呈圆形，口腔上方可见更多的乳晕，慢而深地吸吮，母亲能看到或听到其吞咽。

还可通过以下方法判断：

（1）婴儿在一次哺乳的早期从短暂的快速吸吮转变为缓慢的深吸吮。

（2）母亲感觉到乳汁正在排出，没有看到婴儿脸颊凹陷或皱缩。

（3）当婴儿吸吮或停顿时，乳房组织不

会从婴儿的口中滑进滑出。

（4）吸吮时没有明显的"啪哒"或"咔哒"声。

（5）1次或2次吸吮之后有1次明显的吞咽。

（6）婴儿可以在整个哺乳过程中保持含乳。

（7）母亲的乳房在泌乳Ⅱ期（分泌激活）之后会随着哺乳过程而变软。

（8）母亲的乳头在婴儿松开时不会显得苍白、扁平或畸形。

（9）母亲在哺乳期间或哺乳之后不会感到乳头疼痛。

（10）婴儿在大多数哺乳过程中是满足的。

16. 橄榄球式哺乳体位适合哪些情况？

答 橄榄球式哺乳体位（图3-5）是一种非常实用的哺乳姿势，这种姿势可以很好地控制婴儿头部，适用于头部控制较差的低出

第三章 母乳喂养的技巧

生体重儿、早产儿或晚期早产儿，双胎，剖宫产后，大乳房的母亲，含乳困难的婴儿。以下是关于橄榄球式哺乳体位的详细介绍。

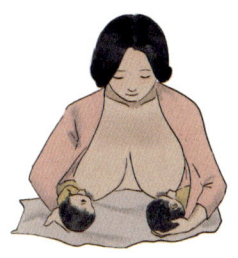

图 3-5 常见的母乳喂养姿势（橄榄球式）

（1）适用情况。

①双胎：橄榄球式哺乳体位可以同时给两个婴儿进行哺乳，方便且高效。

②剖宫产后：这种姿势可以避免婴儿压迫母亲腹部的手术切口，减轻母亲的不适感。

③大乳房的母亲：对于乳房较大的母亲来说，橄榄球式哺乳体位有助于更好地控制哺乳过程。

④头部控制较差的婴儿：如低出生体重

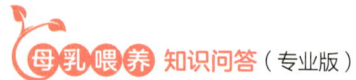

儿、早产儿或晚期早产儿，橄榄球式哺乳体位能够很好地控制婴儿头部，确保哺乳过程的安全和顺畅。

⑤含乳困难的婴儿：当新手母亲遇到婴儿含乳困难时，橄榄球式哺乳体位是推荐的体位，因为它便于母亲观察婴儿含住的乳头和乳晕，确保正确的含乳。

（2）橄榄球式哺乳要点。

①婴儿平躺在母亲的乳房旁边，臀部弯曲放在母亲的侧面。

②婴儿的臀部可以借助椅子、沙发或床进行支撑，脚指向天花板。

③婴儿可以整个身体侧躺对着母亲，仿佛被包裹在母亲的侧面，婴儿的手臂可以放在其胸前或绕在母亲胸前。

④母亲的手臂托住婴儿的头底部并环绕婴儿的背部，以确保婴儿的舒适和稳定。

⑤母亲的身体和手臂可能需要枕头的支撑，以减轻疲劳。

(3)注意事项。

①头部掌控：母亲使用橄榄球式哺乳能够很好地掌控婴儿的头部，有助于确保哺乳过程的安全性。

②脚底施力：在婴儿脚底施力可以让婴儿拱背，并触发踏步反射，帮助婴儿更好地含乳。

③注意窒息风险：如果母亲已使用了令自己嗜睡的药物，再使用橄榄球式哺乳时需要注意婴儿可能有窒息风险。建议在此类情况下寻求专业医疗人员的建议或避免使用该姿势哺乳。

橄榄球式哺乳是一种非常实用的哺乳姿势。母亲可以根据自己的情况和需要选择合适的哺乳方式。在哺乳过程中，确保母婴的安全和舒适是最重要的。

参考文献

[1]Karen Wambach，Becky Spencer. 母乳

喂养与人类泌乳学[M].6版.高雪莲,孙瑜,张美华,译.北京:人民卫生出版社,2021.

[2] 任钰雯,高海凤.母乳喂养理论与实践[M].北京:人民卫生出版社,2018.

[3] 陈燕,蒙莉萍,张娇娇,等.产前手挤奶对初产妇产后3d纯母乳喂养的影响[J].重庆医学,2021(9):1476-1480.

[4] 王玲燕,冯杏君.哺乳体位护理研究进展[J].护理学杂志,2020,35(22):101-104.

[5] 陈少平."考拉式体位"对剖宫产术后母乳喂养的影响[J].全科护理,2016,14(27):2845-2847.

[6] 杨田莲,招小燕,韩田凤.不同母乳喂养姿势对剖宫产术后产妇舒适度及切口愈合的影响[J].广东医学院学报,2014,32(4):546-547.

[7] 刘聪香,施伟慧,陈青林,等.母婴分离产妇住院期间保持正常泌乳状态的循证护理实践[J].上海护理,2022,22(6):40-43.

[8] 佟桂阳.母婴同室、早吸吮、按需哺

乳在母乳喂养中的作用[J].大家健康（学术版），2015，9（6）：184.

[9]邵惠明.科学哺乳"按需喂养"or"定时定量"[J].家庭医药·快乐养生，2020（12）：59.

[10]李振辉.新手母亲如何实现母乳喂养[N].广东科报，2021-08-17（A03）.

[11]王芝，刘秋越，毛孝容，等.半躺式母乳喂养法对产妇母乳喂养影响的meta分析[J].现代临床医学，2022，48（2）：111-114.

[12]王义会，王惠琳，李颖.剖宫产术后十二点式母乳喂养姿势的临床效果评价[J].护理管理杂志，2020，20（6）：429-433.

[13]洛桑旦增.原始反射对早期诊断新生儿脑性瘫痪中的意义[J].西藏医药，2016，37（1）：83-85.

[14]Hvidt J J, Brix N, Ernst A, et al. Breast feeding and timing of puberty in boys and girls: a nationwide cohort study[J]. Paediatr Perinat Epidemiol, 2021, 35（5）: 578-589.

[15] Frolkis A, Michaud A, Nguyen K T, et al. Experiences of breast feeding at work for physicians, residents and medical students: a scoping review[J]. BMJ Open, 2020, 10 (10): e039418.

[16] Sayres S, Visentin L. Breastfeeding: uncovering barriers and offering solutions[J]. Curr Opin Pediatr, 2018, 30 (4): 591-596.

(刘玲芳　吴红英)

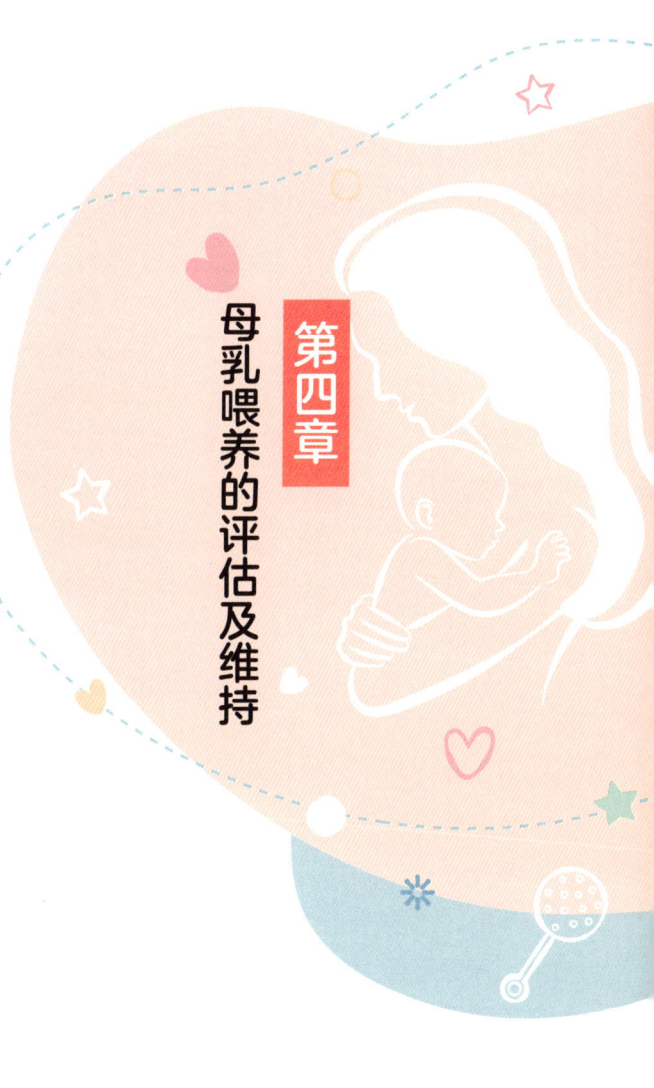

第四章 母乳喂养的评估及维持

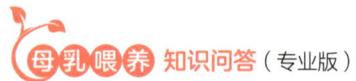

1. 婴儿在最后一次哺乳后 45 分钟左右开始吸吮自己的拳头,这时母亲应该怎样做呢?

答 再次给婴儿哺乳。

婴儿有这些行为有可能是处于口欲期,也可能是没吃饱。我们要学会判断婴儿是否吃饱。若没有吃饱,则应参照按需哺乳原则继续有效喂养。婴儿有没有吃饱可以从以下三方面观察出来。

(1)观察婴儿吃奶时的表现:婴儿吃奶时,一般吸吮 2~3 口就会吞咽一次,哺乳后乳房变软,一般情况下婴儿已经吃饱。

(2)观察婴儿的精神状态:婴儿如果吃饱了,会表现出满足、愉悦的神情,有时候还会不自觉地微笑,每次睡眠时间 3~4 小时。如果婴儿每次睡眠 1~2 小时就醒,而且经常哭闹,很有可能是没吃饱。

(3)观察婴儿的生理状态:婴儿如果吃饱了,每天会排大便 3~4 次,颜色呈金黄色(奶粉喂养的婴儿大便呈淡黄色)。有的婴儿大便次数较少,但颜色正常即可。婴儿如果吃不饱,大便就会呈绿色(这里不是指胎便的情况),而且小便量和次数都较少(正常情况下第 4 天的小便次数至少 4 次)。此外,婴儿体重也是判断婴儿喂养是否充足的客观指标。婴儿出生 4~6 天,体重多数会出现生理性下降(不超过出生体重的 10%)。

2. 最容易导致母乳喂养中断的问题是什么?

答 乳头疼痛与损伤,表现为哺乳后乳头被压扁,表面呈现水平或垂直的红白色条纹。婴儿可表现为转头吸乳、嘴巴未完全包裹乳头或身体未靠近母亲等。不正确的含乳姿势可导致婴儿含乳过浅,使乳头在婴儿硬腭位置受压摩擦而引起疼痛与损伤。可采用以下方法来预防和解决这一问题。

(1)调整喂养姿势:如摇篮式、交叉式、侧躺式或橄榄球式,以最适合自己和婴儿的方式喂养。

（2）确保婴儿的嘴巴张得足够大，能够包含乳头和乳晕的交接处，这样可以减少对乳头的直接压力。

（3）使用乳头护理产品：在喂养前后使用乳头护理产品，如羊脂软膏等，以缓解乳头疼痛和不适。

（4）暂停喂养：如果乳头破损或感染，建议暂停喂养，等待乳头恢复后再进行喂养。在此期间，可以使用吸奶器将母乳吸出来，以保持泌乳量。

（5）就医咨询：如果以上方法不能缓解疼痛或乳头状况持续恶化，建议及时就医，由医生进行详细检查和诊断。

3. 判断婴儿吃到足够乳汁的可靠指标有哪些？

答 判断婴儿吃到足够乳汁的可靠指标有小便、大便、体重3个客观指标。

第四章 母乳喂养的评估及维持

（1）小便：出生后的第1天或第2天，每天可能只有1次或2次，但在接下去的2～3天内会增加，第4天后，应该每天至少有4次及以上。

（2）大便：在第1天或第2天会排出胎便，这时排出的是墨绿色、柏油样的粪便；到第3天，将转变为绿色的过渡性粪便；到第5天，开始每天至少排便3次，每次至少有一个1元硬币（直径约2.5cm）那么大。粪便通常非常稀，颜色为金黄色，常带有奶瓣。

（3）体重：婴儿在出生后的最初4～6天内体重会下降5%～7%。剖宫产出生的婴儿通常比顺产的婴儿体重减轻得更多。此外，在分娩前最后2小时内接受静脉输液的母亲所生的婴儿，平均而言比没有接受静脉输液的母亲所生的婴儿体重减轻得更多。体重减轻8%～10%对一些婴儿来说可能是正常的。但是，建议由医护人员对母亲和婴儿进行观察，以评估母乳喂养情况。婴儿应该在 10～14 天时恢复到出生体重。此后，大多数母乳喂养的婴儿每周平均增重约 200g，或在头 4 个月每月平均增重约 900g。

4. 新生儿出生后应观察的内容包括哪些？

答 新生儿出生后应观察的内容主要包括生命体征、外观与体态、排泄物、喂养情况、脐带与肚脐、疾病筛查及安全注意事项等方面。

（1）生命体征。

①体温：新生儿刚出生时，体温可能会略为下降，但在 12～24 小时内会逐渐回升至稳定，维持在 36～37℃之间。

②呼吸：每分钟呼吸次数通常为 40～50 次，哭闹时可以达到 60 次。

③心率：新生儿心率每分钟波动范围为 110～160 次。

(2)外观与体态。

①体重:足月新生儿出生时体重在2500~4000g之间,平均为3000g。

②身长:足月新生儿出生时的身长应该在47~52cm之间,平均为50cm。

③头围:足月新生儿出生时头围为31~35cm左右。

④胸围:足月新生儿出生时胸围比头围小1~2cm,一般为31~33cm。

⑤皮肤:新生儿皮肤红润,胎毛少。注意黄疸、湿疹、红斑或小脓包,以及颈下、腋下、腹股沟等容易感染的部位。

(3)排泄物。

①胎便:大多数婴儿在出生后12小时内开始排出胎便,颜色为墨绿色,通常3~4天内排完。

②后续排便:随着喂养开始,粪便颜色逐渐变淡。母乳喂养的婴儿大便呈金黄色,人工喂养的婴儿则可能有所不同。

（4）喂养情况。

尽早吸吮母乳，以促进母乳分泌和提高母乳喂养率。注意观察婴儿吃奶是否正常，有无吐奶的情况。轻微的吐奶是常见的，但严重的或持续的吐奶可能需要医生评估。

（5）脐带与肚脐。

①脐带：保持脐带残端清洁和干燥，残端一般在出生后 14 天内脱落。如有异常，及时咨询医生。

②肚脐：脐带残端脱落后，注意肚脐部位的清洁和干燥，避免感染。

（6）疾病筛查。

①进行苯丙酮尿症、先天性甲状腺功能减退等遗传代谢性疾病筛查。

②进行听力筛查，排除先天性听力障碍。

③进行先天性心脏病等其他筛查。

（7）安全注意事项。

保持新生儿安全，24 小时内应有人守护，防止意外发生。睡眠时建议采用仰卧位睡姿，防止窒息。

5. 产后早期怎么预防母亲泌乳不足？

答 频繁有效吸吮；实行三早措施（早接触、早吸吮、早开奶）；24小时母婴同室，按需哺乳；保证母亲有充足睡眠。

产后常因母亲泌乳不足导致新生儿胎便排出延迟，从而增加新生儿黄疸的发生风险。为了预防母亲泌乳不足，新生儿出生后应尽早进行早接触、早吸吮、早开奶；24小时母婴同室，同时实施按需哺乳，婴儿出生后24小时频繁有效吸吮；实行袋鼠式护理。

6. 为什么说产后早期婴儿的正确含乳很重要？

答 正确含乳不仅能促进初乳的摄入、减少喂养困难，还能降低母亲乳头疼痛和损伤的风险，建立良好的母婴关系和促进婴儿健康发育。

（1）促进初乳的摄入：初乳是婴儿出生后最初几天内母亲分泌的乳汁，被誉为"液体黄金"。它含有丰富的蛋白质、免疫物质和生长因子，对于婴儿的生长发育、免疫系统的建立具有至关重要的作用。如果婴儿能够正确含乳，就能更好地吸吮到初乳，从而充分利用初乳中的营养和免疫成分。

（2）减少喂养困难：正确的含乳姿势有助于婴儿更有效地吸吮乳汁，减少因吸吮困难而导致的哭闹和不安。当婴儿正确含乳时，他们可以更容易地吸出乳汁，避免因为吸吮困难而拒绝母乳或需要额外的喂养。

（3）降低乳头疼痛和损伤的风险：婴儿含乳不正确可能导致母亲乳头疼痛、皲裂或损伤。这不仅给母亲带来痛苦，还可能影响母乳喂养的持续性和成功率。确保婴儿正确含乳，可以减少对母亲乳头的直接压力，降低乳头疼痛和损伤的风险。

（4）建立良好的母婴关系：正确含乳有助于建立母婴之间的亲密联系和信任感。当婴儿能够舒适地吸吮乳汁时，他们会感到满足和安全，这有助于增强母婴之间的情感联系。

（5）促进婴儿健康发育：母乳是婴儿最理想的天然食物，其中含有丰富的营养物质和免疫成分，有助于婴儿的健康发育。通过正确含乳，婴儿能够充分吸收母乳中的营养和免疫成分，从而促进他们的生长发育和免疫系统建立。

7. 哪些婴儿可能需要补充喂养？

答 体重增长不理想、饥饿表现明显、喂养次数和量不足、大小便次数减少、生长发育迟缓、睡眠状态差或有其他症状，以及母亲患病的婴儿，可能需要补充喂养。

（1）体重增长情况：定期测量并记录婴儿的体重，通常建议每周一次。观察体重是否按照预期的增长速度增加。如果婴儿的体重增长不理想,可能提示喂养不足。

(2)饥饿表现:注意观察婴儿的表情、动作及哭声的变化,判断其是否感到饥饿。当婴儿出现抓挠嘴巴、吸吮手指、大声哭泣等行为时,通常表明他们感到饥饿,需要进食。

(3)喂养次数和量:对于纯母乳喂养的婴儿,如果每天母乳喂养次数不足8次,或两次哺乳的间隔时间不足2~3小时,可能提示婴儿没有获得足够的乳汁。对于人工喂养或混合喂养的婴儿,如果每天摄入的奶量不足,也可能需要补充喂养。

(4)大小便情况:婴幼儿每天的小便次数能够达到5~6次,每天的大便次数能够达到2~4次,通常被认为是获得足够营养和水分的标志。如果婴儿的大小便次数明显减少,可能提示喂养不足。

(5)生长发育情况:观察婴幼儿的生长

发育状况是否良好,包括身高、体重、头围等生长指标。如果婴儿出现生长发育迟缓的情况,可能需要增加喂养量。

(6)睡眠状态:如果婴儿在喂养后仍不能入睡,频繁出现烦躁、寻奶的情况,可能提示母乳分泌不足或喂养不足。

(7)其他症状:喂养不足的婴儿还可能出现其他症状,如皮肤干燥、体温偏低、便秘腹泻交替出现等。这些症状可能表明婴儿的营养摄入不足,需要增加喂养量或进行补充喂养。

(8)母亲有疾病且正在用药,哺乳不安全者;母亲患传染病,正在传染期,不适合进行母乳喂养。

8. 新生儿补充喂养的指征有哪些?

答 早产儿;低出生体重儿;母亲有疾病正在用药者;母亲患传染病正在传染期者。

健康足月儿(37~41^{+6}周)需要补充喂

养的情况如下：

（1）有实验室血糖检查（非床边筛查方法）明确的无症状低血糖，经频繁而适当的喂养无效。有症状的新生儿或者新生儿血糖在产后4小时内低于1.4mmol/L（25mg/dL）或者4小时之后低于2.0mmol/L（35mg/dL），应接受静脉葡萄糖治疗。在治疗过程中，母乳喂养应当持续。

（2）以下症状或体征可能预示新生儿乳汁摄入量不足。

①在喂养技巧评估与适当的管理改进之后，有明显脱水的临床或者实验室证据（例如，高钠、喂养差、嗜睡等）。

②产后5天（120小时）或者更晚，体重丢失不低于8%，或者体重丢失大于同年龄儿的75百分位。

③如果其他方面指标及表现都很好，身体检查也正常，只体重丢失8%～10%，可能也在正常范围，但可能预示着需要仔细评

第四章 母乳喂养的评估及维持

估及提供可能的母乳喂养辅助。新生儿体重丢失过多可能预示着乳汁转移不够充分或者乳汁产量低，但是在开具补充喂养的医嘱之前，需进行深入全面的评估。

（3）胎便排出延迟，出生后第4天大便次数少于4次，或者第5天（120小时）后胎便才排出。

（4）高胆红素血症。与此相关的是摄入不足性黄疸，通常在产后2～5天开始出现，以持续的体重丢失、大便排出不足并有结晶尿排出为标志。

（5）极少数先天性代谢异常的新生儿。

（6）泌乳活跃期延迟3～5天（72～120小时）或者更晚，并且新生儿母乳摄入量不足。

（7）母亲原发性乳腺组织不足，表现为异常的乳房形状，妊娠期乳房增大不足或者泌乳活跃的指征很少。

（8）母亲乳腺病理性改变或者曾做过乳

房手术导致乳汁分泌量不足。

（9）由于某些药物（例如化疗）或者暂时的母婴分离，没有挤出乳汁的短时间母乳喂养中断。

（10）经过干预，仍有无法忍受的哺乳时疼痛，且未减轻。

9. 刺激喷乳反射的方法有哪些？

答 帮助母亲放松，喝一些热饮；婴儿刺激；热敷乳房或使用热水淋浴；轻轻按摩、抖动、拍乳房，刺激乳房；按摩颈部和背部。

很多背奶母亲或者其婴儿着急吃奶、吃奶慢的母亲，可以先刺激出喷乳反射让乳汁迅速增多，再吸奶或者让婴儿吸吮。对于乳头混淆的婴儿，可以先刺激一下喷乳反射，一开始就让婴儿吃到大量的乳汁，乳头混淆很快也就能被纠正。下面介绍一些让喷乳反射快来的方法：

（1）放松心情：喷乳反射的产生是一系

第四章 母乳喂养的评估及维持

列神经冲动和激素共同作用的结果,其中催产素的分泌是产生喷乳反射的关键。让心情放松下来,可减少肾上腺素,增加催产素。

无论何时,如果想让喷乳反射快来,母亲一定要先放松,可以听听喜欢的音乐、看看电影等,抛开紧张的情绪,才能事半功倍。

(2)婴儿刺激:婴儿是喷乳反射的开关。母亲可能都有这种感受,不哺乳的时候想起婴儿可爱的样子乳房也会分泌出乳汁。这不是漏奶,而是我们身体的一种正常回应。所以想要刺激喷乳反射,可以多想象一下可爱的婴儿,再放松身体。

(3)让乳房温暖起来:哺乳之前稍微热敷一下乳房或者使用热水淋浴,都能让喷乳反射来得更快。

(4)按摩乳房,直接刺激喷乳反射。这里介绍一个比较简单的方法:母亲身体放松,一只手托住乳房,另一只手轻轻刺激乳头和乳晕。刺激乳头的时候,可以轻捻或轻轻按压,想象一下哺乳时的婴儿，不一会儿喷乳反射就会来。

（5）尝试颈部和背部按摩：有的母亲长期采用坐姿哺乳，腰酸背痛，身体不舒服。这时候母亲需要放松，尤其是颈部和背部，可以让家里人帮忙按摩一下膀胱经、肩胛缝、风池穴等部位，促进背部血液循环，让身体舒服起来。

有的母亲喷乳反射来得太快、乳汁流出过快，婴儿可能会呛到或者拉扯乳头，表现出很不耐烦的样子，这时候可以使用剪刀手稍稍夹住乳晕的部位，让乳汁流速放缓，避免婴儿呛奶。

10. 阻碍喷乳反射建立的因素有哪些？

答 母亲因素；婴儿因素；环境因素；哺乳姿势及其他健康问题。

（1）母亲因素。

①焦虑：母亲的情绪状态对喷乳反射的

建立有很大影响。焦虑可能会抑制催产素的分泌,这是引发喷乳反射的重要因素。

②疼痛:分娩后母亲可能会经历乳房胀痛或其他疼痛,这些疼痛可能会干扰喷乳反射的正常建立。

(2)婴儿因素。

①吸吮能力较弱:如果婴儿的吸吮能力较弱,可能无法有效地刺激乳头,从而影响喷乳反射的建立。

②寻乳反射较弱:这可能与婴儿的脑损伤病史或其他健康问题有关。脑损伤可能导致婴儿的寻乳反射和吸吮能力减弱。

(3)环境因素。噪音和干扰:嘈杂的环境或过多的干扰可能会分散婴儿的注意力,影响其对乳头的吸吮和母亲喷乳反射的建立。

(4)哺乳姿势。不正确的哺乳姿势可能会导致婴儿无法有效地吸吮乳头,从而影响母亲喷乳反射的建立。确保婴儿与母亲的身体紧密贴合,头部稍微高于身体其他部位,

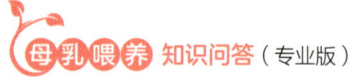

有助于婴儿更好地吸吮。

（5）其他健康问题。母亲或婴儿的其他健康问题，如乳腺炎、鹅口疮等，也可能影响喷乳反射的建立。

参考文献

[1] 陈宝英，刘宏，王书荃，等.新生儿婴儿护理养育指南 [M].北京：中国妇女出版社，2018.

[2] 中国红十字基金会爱婴医院发展基金组织.爱婴医院妇幼保健人员培训教程（2020年版）[M].北京：北京大学医学出版社，2020.

[3]Karen Wambach，Becky Spencer.母乳喂养与人类泌乳学 [M].6版.高雪莲，孙瑜，张美华，译.北京：人民卫生出版社，2021.

[4] 张俊平，周英凤，周敏俊，等.提高与母乳喂养相关的乳头疼痛或损伤管理的循证实践 [J].中华护理杂志，2014，49（9）：

1062-1066.

[5] 杨晓敏,朱玮.母乳喂养及常见问题护理概述[J].上海护理,2020,20(1):62-65.

[6] 史肖娜,尹春梅,张新玉.半躺式哺乳姿势对产妇母乳喂养乳头损伤、乳头疼痛及满意度的影响[J].中国妇幼健康研究,2017(S4):5-6.

[7] 陈晓春,郑芝蕾,陈琼,等.极低出生体重早产儿纯母乳喂养的价值研究[J].护士进修杂志,2018,33(9):783-785,799.

[8] 中华医学会围产医学分会,中华医学会妇产科学分会产科学组,中华护理学会产科护理专业委员会,等.中国新生儿早期基本保健技术专家共识(2020)[J].中华围产医学杂志,2020,23(7):433-440.

[9] 董文丽,韩秀红,邱忠君,等.穴位按摩治疗妊娠期高血压产妇产后乳房胀痛效果观察[J].现代中西医结合杂志,2020,29

(14): 1583-1585, 1589.

[10]Mannava P, Sobel HL. 新生儿早期基本保健：为西太平洋地区的每位新生儿创造健康的生命开端[J]. 中华围产医学杂志, 2019, 22（8）：540-549.

[11] 中华预防医学会儿童保健分会. 婴幼儿喂养与营养指南[J]. 中国妇幼健康研究, 2019, 30（4）：392-417.

[12] 任钰雯, 高海凤. 母乳喂养理论与实践[M]. 北京：人民卫生出版社, 2018.

[13] 李盈. 产后延续性护理联合健康教育对母乳喂养及新生儿的影响[J]. 母婴世界, 2020（8）：245.

[14] 李晓玮, 杨云洁, 李晓燕, 等. 通乳散配合节段式乳房按摩治疗产后乳房胀痛的效果及安全性研究[J]. 哈尔滨医科大学学报, 2021, 55（5）：505-508, 513.

[15] 蒋运兰, 李栋霜, 钟薇, 等. 杵针对剖宫产产妇缺乳症状及血清泌乳素的影响[J].

第四章 母乳喂养的评估及维持

西部医学, 2022, 34 (12): 1829-1834.

[16] 盛佳, 夏海鸥, 丁焱, 等. 按摩联合穴位刺激对母婴分离早产儿母亲乳汁分泌量的影响 [J]. 护理学杂志, 2020, 35 (22): 44-48.

[17] 陈艳娟. 初产妇产后按摩对其泌乳及生活质量的影响分析 [J]. 按摩与康复医学, 2020, 11 (18): 75-76.

[18] 刘贤云, 王晓云, 黄莉. 影响产后母乳喂养率的医学因素 Logistic 回归分析 [J]. 中国性科学, 2020, 29 (12): 100-103.

[19] 袁水琴, 李秋芳, 徐鑫芬. 早产儿母亲泌乳启动延迟影响因素的研究进展 [J]. 中国护理管理, 2019, 19 (8): 1244-1247.

[20] 陈素萍. 神经肌肉电刺激联合肌肉锻炼对产妇产后盆底肌肉肌力康复的影响 [J]. 中国妇幼保健, 2021, 36 (14): 3207-3209.

[21] 高洁, 吴丽群, 陈游沓, 等. 盆底肌训练联合生物反馈电刺激治疗产后压力性尿

失禁的疗效观察[J].中华物理医学与康复杂志,2021,43(6):526-528.

[22] 郝艳方,王春晖,沈静,等.从脾胃论治产后缺乳[J].中医杂志,2020,61(2):163-165,176.

[23] 李莺,唐以华.催乳汤联合穴位按摩治疗产后缺乳临床研究[J].新中医,2019,51(10):267-269.

(刘玲芳　赖海清)

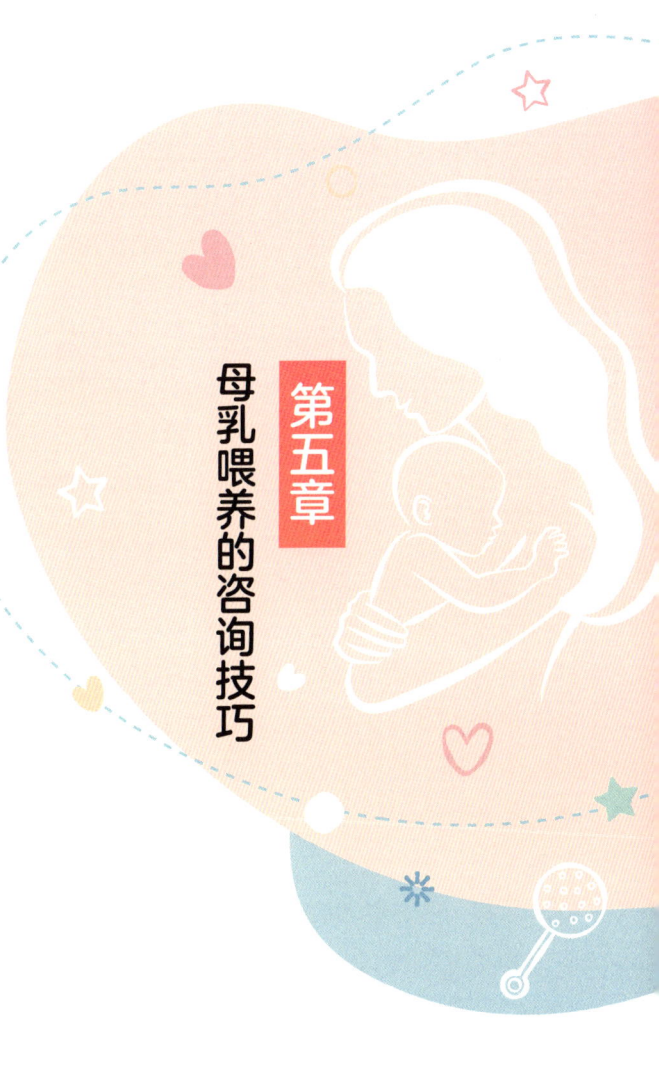

第五章 母乳喂养的咨询技巧

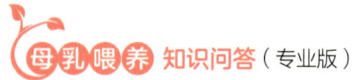

1. 怎样向母亲提一些开放性问题?

答 开放性问题是一些不能那么轻易地只用一个简单的"是"或"不是",或者其他一个简单的词语、数字来回答的问题。开放性问题会请回答者对有关事情做进一步描述,并让他们把注意力转向所描述的那件事情的某个具体方面。以"怎么样"开始的开放性问题比那些以"为什么"开始的开放性问题更容易得到有价值的信息。

(1) 开放性问题的特点。

开放性问题可用于不知道问题答案有几种的情况,这类问题可让回答者自由发挥,以收集到更多的资料。回答者之间的一些较细微的差异也能较好反映出来,甚至让提问者得到意外的收获。当一个问题有 10 种以上的答案时,若使用封闭式问题,回答者可能记不住那么多答案,从而难以作出选择。同时,问题和备选答案太长,容易使人感到厌倦,此时用开放性问题为好。

第五章 母乳喂养的咨询技巧

在提出开放性问题之前,应注意与回答者发展良好的关系,有些问题应注意语气、语调的运用,以免显得咄咄逼人。避免连珠炮式提问,连珠炮式提问可能会使回答者产生疑虑,甚至导致对立。另外,有些回答者虽然表面上对问题都一一作答,但其思想与内心活动可能仍有很大程度的保留。例如,同一个问题:"你当时为什么没有把这件事告诉你丈夫呢?"辩论式、进攻式、语气强硬的发问与共情式、疑问式、语气温和的发问可能会使对方产生两种完全不同的印象,前者可能会让对方认为有反对自己之意,后者则可能让对方认为是真心实意地想知道事情的真相从而帮助自己解决问题。

大多数母亲并没有明显的、持续的问题,其需要的是聆听,并得到认可和鼓励——"你这样抱着孩子很好!""你做得很不错!"这些赞同和鼓励的话语有助于提升母亲的价值感,并且对于专业人员来说,在提供咨询和解决方案前，能更好地收集信息。鼓励母亲先开口可以降低谈话中的竞争意味。倾听时可以培养开放的气氛，以便于彼此交换意见。让母亲说出自己在喂养过程中存在的忧虑和疑问，并且确认和尊重她们的需要，比对母亲单向灌输更为重要。综合文献报道与临床实战经验，总结母亲的需求主要包括以下几个方面。

①接受的指导是系统连贯的。

在咨询沟通中，母亲及其家人是亲历者，如果他们接受的指导看起来是有效、协调且系统连贯的，并且是充分考虑到了他们的个人需求和现状的，那么他们就会付诸信任。例如，有时母亲遇到的哺乳问题可能需要一个团队或系统给予持续的支持，其中会涉及哺乳顾问、产科医生、儿科医生、乳腺科医生等，母亲可能面临处理复杂信息，甚至是冲突信息的情况。此时，作为与母亲接触更密切、更频繁的哺乳顾问，应该发挥协调作用，

第五章 母乳喂养的咨询技巧

让团队成员共同参与到改善母亲母乳喂养问题中,以确保母亲的需求及问题得到解决。

②得到必要的尊重。

了解并尊重母亲的价值观、偏好和表达的需求更有利于相互交流。作为专业人员,长期以来已形成的制度惯例和技术可能会要求母亲被动接受和服从,这可能对她们的自信心及主动参与的积极性造成负面影响。自信且愿意积极参与的母亲实际上更容易达成目标。因此,在交流中首先要保护、尊重母亲的意愿及偏好等,这是非常重要的。例如,对于妊娠期教育,准母亲们往往已经有了自己的观点和经验,这时以母亲为中心的交流就很重要。建议以开放性问题开始,如"你有了解过母乳喂养吗?"其次用自己的语言总结母亲的顾虑,以表明自己理解其观点。最后再给予针对性的教育和帮助。

③得到情感支持,缓解焦虑情绪和心理负担。

母乳喂养出现问题会给母亲及其家人带来焦虑情绪和心理负担。当这些问题得到承认和解决时,他们会感觉遭受的痛苦越来越少,并且更快痊愈。母亲需要得到真正的关心和支持。提问者应保持幽默、拥抱母亲,并开诚布公地与之交流,让其得到准确、适当且有效的信息。

④提高身体舒适度。

无论用什么标准来判断母亲或婴儿是否存在问题,母亲仍然期望专业人员能改善其不适。忽略母亲的不适将无法满足其需要。例如疼痛,对疼痛的阈值、反应和沟通的个体差异可能难以客观评价,但是母亲有获得疼痛缓解的权利,并且这是一件非常重要的事情,必须优先对待并提供相应帮助。

⑤有家人、朋友的支持和参与。

家人、朋友的支持和参与对母乳喂养母亲产生的影响可能大于任何专业人员。咨询过程中,需要将母亲在家的情况纳入考虑范

第五章 母乳喂养的咨询技巧

围,家人、家庭经济、家务时间、母亲的健康水平、在家和社区内的日常实践等因素对母乳喂养具有很大影响。家人、朋友给予爱和鼓励,帮助做饭、照顾较大的孩子、清扫房间、采购或承担母亲在日常生活中难以兼顾的各种角色和责任,对母亲无疑是最实际且有效的支持。

通过倾听与了解,专业人员会对现存或潜在的问题有一个判断,并提供解决方案。如果不考虑母亲的自身原因,可能无法完成所制定的方案,因此要充分考虑母亲在决策中的价值观和偏好等,并将其置于整个决策的中心。尤其当干预行为的有益证据和伤害证据相似或不确定时,母亲的价值观和偏好对于下一步干预措施的形成尤为重要。需要谨记:专业人员工作的目的是倾听及增强母亲的自信,给予其鼓励而不是代替其做决定。

(2)怎样提一些开放性问题?

开放性提问是咨询中常用的一种手段,

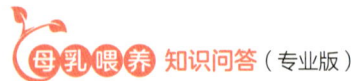

常常运用包括"什么""怎么""怎样""为什么"等词在内的语句发问。这样提问是引起回答者话题的一种方式,使回答者能更多地讲出有关情况、想法、情绪等。开放性提问常用于访谈的开头,可缩短双方心理、感情距离。

①具体方法。

由于目的不同,对开放性提问词的选择也有所不同,常见的目的与相应提问词如下。

A. 获取事实与资料:用"什么"提出的问句有助于获取资料、了解事实真相,如"你第一次出现惊恐反应是在什么情境?"

B. 探寻原因:用"为什么""因何""什么原因"提出的问句有助于对原因的探讨,使对方将注意力集中于运用过去的经验来解释自己的行为,如"什么原因让你做出这样的选择?"

C. 了解过程或情绪:用"如何""怎样""怎么"提出的问句有助于了解事件的

过程、次序或情绪,如"事情是如何一步步发展到这个程度的?""你是怎样做到保持平静的?"

②提问原则。

提问原则包括让对方准备好接受提问,不要把提问作为最主要的倾听或行为反应;让问题符合对方的担忧和目标;利用问题引出具体的行为例子和关于未来的积极愿景;谨慎地提及敏感问题。

③"为什么"的问题。

开放性提问中,"为什么"的问句比较特殊。"为什么你觉得这样做不对?""为什么你说别人都看不到你?""你当时为什么那样做?"与"为什么"有关的提问的目的通常是找出回答者对某事产生某种看法、做法、情绪等的原因,这可能会得到多种较为具体的解释与回答。虽然用"为什么"提问能够帮助回答者对某一问题进行思考,但是也可能会得到防御性的解释与回答。在咨

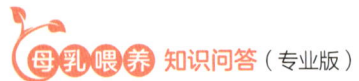

询关系不够稳固的情况下，还有可能损害咨询关系。因此应当尽量少用。如果需要探明原因，可以转化表达方式或选择其他的提问词代替。

④"能不能""愿不愿"的问题。

开放性提问中，"能不能""愿不愿"问句比较特殊，属于询问回答者回答意愿的祈使问句。在咨询关系尚未充分建立的情况下，回答者可能会产生拒绝回答的态度，影响咨询关系。应当在评估咨询关系及对方可能对祈使问句的理解情况后，谨慎使用。

"能不能告诉我，这事为什么使你感到那么生气？""能告诉我，你是怎样想的吗？"以"能不能"开始的这类问题，可以说是最为开放的问题了。这种问题有助于回答者给出独特的回答。提出这类问题，一般都会得到一个较为满意的答复。但也可能有的会说"不能"或"现在我还不想说"等。如果发生这种情况，还可以进一步使用其他开放性问题，

第五章 母乳喂养的咨询技巧

如"是什么原因……"等。当然这样的情况可能很少发生。"那么以后又发生了什么事情?""当时你有些什么反应?""还有什么人在场?"这种包括"什么"在内的问句,有助于找出某些与问题有关的特定的事实资料。"对这件事你是怎么看的?""你是怎么知道别人的这些看法的?"这类带"怎么"的问题往往能引导回答者描述事情经过。当问题涉及回答者自己的想法、看法时,所要了解的就是回答者个人对问题的考虑了。

(3)提出开放性问题的注意事项。

第一,注意咨询关系。提问方式的使用需要建立在良好的咨询关系之上,否则回答者可能会产生被询问、被剖析、被窥探的感觉,从而产生阻抗。应当重视咨询关系,同时把握提问的时机和尺度。

第二,注意提问的语气、语调。同样的问题,使用不同的语气、语调进行提问,会让回答者产生不同的感受。提问者应当注意提问时的语气、语调，做到柔和、平稳、关切，不能轻浮、挑衅，甚至咄咄逼人。

第三，注意提问的态度。提问时应本着平等、中立的原则，不应带有倾向性和感情色彩。

第四，注意多种方式相结合。咨询过程中应使用多种方式提问，结合开放性提问和封闭性提问的技巧。但是应该以开放性提问为主，避免因封闭性提问过多而导致对方陷入被动回答的情况。

（4）针对一些常见的母乳喂养问题，可以提以下开放性问题。

婴儿这几天怎么样？

婴儿这几天吃奶怎么样？

现在晚上婴儿是怎么喂养的？

你喜欢用什么样的喂养姿势？

婴儿的吸吮能力怎么样？

你怎么判断婴儿吃饱了？

你怎么判断婴儿饿了？

你每天吃些什么?

谁帮你一起带婴儿?

你是从哪些途径获得母乳喂养知识的?

婴儿大便怎么样?

2.用怎样的方式来倾听与了解母亲的需求?

答 (1)有效倾听技巧。

①集中注意力,真心诚意尊重对方。

创造一个安静的环境,减少干扰,如关闭手机等,让自己专注于与对方的交流。倾听时要保持注意力高度集中,随时关注对方话语的重点,在对方谈话情绪较高涨时,用眼、手或简短的语言来加以反馈,保持眼神接触,表现出对对方话语内容的关注和理解,同样也是在给予对方充分的关注和尊重。

②不打断对方发言。

当对方流畅地表达时,随便插话或者任意发表评论,都会被认为是一种没有教养或

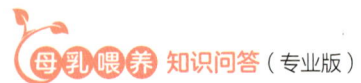

不礼貌的行为。认真倾听对方所说的话,如果存在什么疑问,一定要在合适的时间提出,不要听到一半就打断对方的发言。

③适时表达自己的想法和感受,引起共鸣。

在与对方交流时,不仅要听取对方所说的话,也要适时表达自己的想法和感受,以便更好地引起共鸣。这也有助于更深地理解谈话内容,给对方以鼓励。例如,适时用简短的语言,如"是""对"或点头微笑来表示赞同和鼓励。

④适时给予反馈。

这里说的反馈指的是可以用自己的语言,复述发言者所表达的信息和情感,表明自己已经听到并理解了对方的信息。可以逐字逐句地重复对方的话,也可以用自己的语言说明对方的意思。之后还可以问:"你的话是不是这个意思?"确保自己接收到的信息与对方诉说的意思一致。

⑤留心观察肢体动作。

第五章 母乳喂养的咨询技巧

观察肢体动作是沟通中非常重要的部分,因为人们不仅通过言语交流信息,也通过肢体语言传达情感和意图。例如,面部表情是人类交流中最基本、最直接的方式之一,微笑通常表示友好和愉快,皱眉则可能表示担忧或疑虑等。此外,动作也可以表达很多信息,比如点头表示同意,摇头表示不同意,竖起大拇指表示赞成等。观察对方的动作可以帮助提问者更好地理解回答者的意思。因此,倾听时除了听,注意观察对方的面部表情、身体动作、说话语气等也很重要,有助于发现言外之意。

(2)倾听时身体语言的应用。

①眼睛的应用:如果与对方交谈时没有对视并采用适当的表情或手势,对方可能不会相信你所说的话。提问者在与对方沟通时应看着对方的眼睛而不是前额或肩膀,表明对其重视。这样做通常能使对方满意,也能防止其走神,更重要的是,也能增加自己的

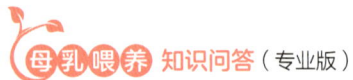

可信度。

②面部表情的应用：和善、面带微笑可使他人觉得我们和蔼可亲。真心的微笑能使自己身心舒畅，也能在眼神里有所反映，让他人更容易接受，更好地进行交流。

③双手的应用：交流时，适当使用手势可以给对方以积极肯定等信息，表明我们非常热心，完全专注于现下所说的事，让其更易接受。

④身体姿态的应用：如以坐态倾听，应该上身略前倾；以站态倾听时，应身体直立，头部略倾向对方，以示自己的专注和对对方的重视。同时，在倾听时要注意保持双方的身体距离，站得太近会给人以入侵或威胁之感，让对方本能地往后移。反之，如果距离太远，对方可能会觉得我们对其不在乎，不利于双方的沟通。在倾听时，提问者应伴以点头和"是""嗯"以示自己在认真倾听或认同，这会给对方以轻松愉快的感觉。

第五章 母乳喂养的咨询技巧

（3）倾听过程中需要注意的问题。

①表示称赞。表示称赞有助于营造良好的交往气氛。对方听到的称赞越多，越能准确表达自己的思想。相反，如果在倾听过程中表现出消极态度，就会引起对方的警惕，从而产生不信任感。

②全身心地投入。可以这样做：面向对方，同其保持目光的亲密接触，同时配合适宜的姿势和手势。无论提问者是坐着还是站着，与对方都要保持适宜的距离。

③以相应的行动回答对方的问题。交谈的目的是想得到某种信息。这时，采取相应的行动是对对方很好的回答。

（4）倾听要避免的问题。

①别提太多的问题：问题提得太多，容易造成对方思维混乱，难以集中精力。

②别走神：有的人在听别人说话时，可能会考虑与谈话无关的事情，导致没有听进去或没听全对方的话，这样不利于沟通。

③别匆忙下结论：不少人喜欢对谈话的主题作出判断和评价，但千万别匆忙下结论，以免让对方进入防御状态，造成交流障碍。

在聆听对方的讲述后，需要更进一步地跟对方交流，以了解其想法和需求。这种交流不应该只是被动地接收信息，而是要通过询问更多的问题来更全面地了解对方。通过开放性问题，提问者可以更好地了解对方，为其提供更多的支持和帮助。

3. 进行母乳喂养咨询时如何更好地给予建议？

答 进行母乳喂养咨询时，需要给予建议的情况一般有三种：

（1）对方寻求赞同感时：这种情况下对方可能并不是真的想寻求建议，此时好的方式一般是附和或者合适地表达赞美，或者不给建议，只安静聆听。

（2）对方寻求安慰或者心理支撑时：这

第五章 母乳喂养的咨询技巧

种情况下对方可能也不是真的想寻求建议,但往往以寻求建议的形式表现出来。此时可能更需要向对方表示安慰或者给予一个拥抱。

(3)启发性提问、进一步确认:排除以上两种情况,极大可能对方是可以接受建议的。如果还不确定,可以问启发性问题,以进一步确认。

有效给予建议的基本原则:

(1)注重将来而非评价过去,有建议要早提,不要等到问题变为既成事实再来建议。

(2)对事不对人。

(3)注重可行性而非摆观点——结果导向。单纯摆观点除了满足自己的表达欲望,对对方基本没有实质作用。建议要对事件的结果起到推动作用。所以除了摆观点,还要指出具体的步骤。

提建议的具体技巧:有时候,方式方法比说什么重要,好的方式方法能起到事半功倍的效果。以下提建议的技巧可以根据具体

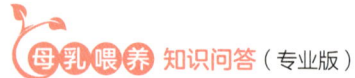

情况进行搭配。

（1）丑话说在前面。提建议前，先加一句重话，建立合理预期。

（2）三明治原则，原理就是"好+建议+好"。先进行积极评价，中间加入建议，再以鼓励性的语言结束，给对方留下正面的印象。

（3）多用肯定句而非否定句。否定句并不是单纯地以结果为导向，可能无法得到预期的效果。

（4）多问拓展性问题以达成共识。比如发现母亲近期哺乳热情不高时，与其上来就假定她是不喜欢哺乳而直接提建议，不如先花一些时间，找到问题的症结。这里可以利用的模式有说观点+摆事实+问问题。

参考文献

[1] 文春姬. 怎样提高母乳喂养咨询技巧[J]. 中国农村卫生，2015（18）：83.

第五章 母乳喂养的咨询技巧

[2] 周蓉, 张彩虹, 郭洪花, 等. 同伴咨询在母乳喂养中的应用现状 [J]. 齐鲁护理杂志, 2019 (1): 103-106.

[3] 邓雅方. 我国母乳喂养咨询护士核心胜任力指标体系的构建 [D]. 北京: 北京协和医学院, 2023.

[4] 梁玮伦, 钟远梅, 郑萍萍. 爱婴区母乳喂养咨询的专业指导对纯母乳喂养的影响效果 [J]. 中国当代医药, 2014 (9): 159-161.

[5] 祝琴, 赵红, 马良坤. WHO母乳喂养咨询指南简述及启示 [J]. 中国妇幼健康研究, 2021 (5): 626-630.

[6] 蔡臻, 陈津津, 孙洁, 等. 德尔菲专家咨询法在社区婴儿母乳喂养支持项目中的应用研究 [J]. 中国妇幼保健, 2023 (21): 4145-4149.

[7] 任钰雯, 高海凤. 母乳喂养理论与实践 [M]. 北京: 人民卫生出版社, 2018.

[8] 杨凯. 倾听技巧+认知疗法对妊娠期高危产妇自我效能、不良情绪及妊娠结局的影响[J]. 国际护理学杂志, 2021, 40 (13): 2355-2358.

（昝玲丹）

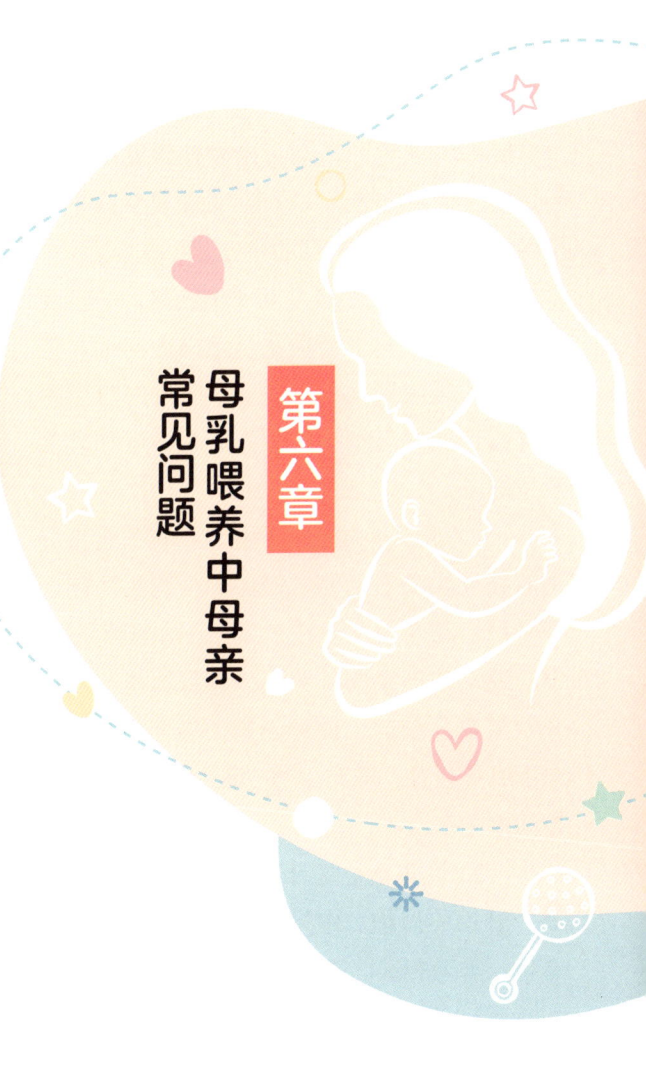

第六章 母乳喂养中母亲常见问题

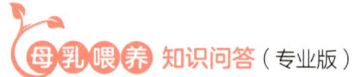

1. 母乳喂养时,刚开始婴儿含乳很好,但是现在母亲觉得乳头疼痛,似乎乳头扁平,指导者应给予母亲的帮助是什么?

答 有些母亲的乳头扁平或凹陷,一旦受到刺激,乳头扁平会加重甚至向内回缩,使婴儿很难吸吮到乳头或是导致吸吮时母亲感到疼痛,此时可指导母亲做乳头伸展和乳头牵拉练习。

(1)乳头伸展练习:先将拇指与食指分别放在乳头左右两侧,慢慢的由乳头两侧向外牵拉,在牵拉乳晕皮肤及皮下组织的过程中,逐渐使乳头向外突出。再将拇指与食指分别放在乳头的上侧和下侧,将乳头向上和向下纵行拉开。每天 2 次,每次 15 分钟左右,期间重复多次。

(2)乳头牵拉练习:用一只手托住乳房,另一只手的拇指、中指和食指抓住乳头向外牵拉,每天 2 次,每次重复 10～20 次。

(3)指导母亲使用多种哺乳姿势和使用

第六章 母乳喂养中母亲常见问题

乳贴或乳盾以利于婴儿含住乳头；也可利用吸奶器进行吸引；或在婴儿饥饿时让其先吸吮平坦的一侧，此时婴儿吸吮力比较强，容易吸住乳头和大部分乳晕。哺乳时，母亲需仔细观察婴儿的状态。

乳头疼痛的处理原则是对因及对症处理，关键是找到原因。若存在含乳不良问题，应及时调整母婴体位，直到采用婴儿主导的母乳喂养方法；根据母亲乳头发育异常的不同类型，予以个体化指导；若婴儿口腔解剖方面存在问题，应转介至儿科诊治；有条件亲喂时尽量避免使用吸奶器等哺乳辅助设备，若确实需要使用，应根据乳房的特点、乳头的大小选择合适的吸奶器罩杯，避免乳房尤其是乳头的损伤。

2. 含乳时，母亲感到乳头疼痛，指导者应该怎么指导？

答 哺乳时让母亲和婴儿舒适很重要，因

此需要帮助母亲和婴儿调整到一个舒适的体位进行含乳。正确含乳时，乳头在婴儿口腔中处于软硬腭交界处，婴儿靠舌头的滚动从母亲乳房里获得乳汁，不会挤压和损伤乳头。

若含乳姿势不正确，乳头会受到挤压而产生疼痛，哺乳后可见乳头变形。调整母婴体位和含乳姿势是解决乳头疼痛问题的主要办法。若调整母婴体位后，婴儿可以进行深含乳，则大部分的乳头疼痛会立即缓解。

（1）首先让母亲自主哺乳一次，指导者完整并仔细地观察哺乳过程，如果在婴儿含乳时母亲感到乳头疼痛，应该协助母亲让婴儿重新含乳，注意不能将乳头从婴儿口中强行拉出，而要用干净的手指从婴儿嘴角伸进其口腔让婴儿松开乳头，再重新尝试含乳。指导母亲哺乳时用手托住乳房，避开乳晕部位，尝试用乳头触碰婴儿嘴唇，当婴儿嘴巴张大时，将乳房靠近婴儿，让其将乳头和大部分乳晕都含入口中。同时，给予婴儿良好

第六章 母乳喂养中母亲常见问题

的支撑,以维持含乳。

还有一些母亲调整体位及含乳姿势后乳头疼痛没有得到缓解,可能存在其他因素,研究发现,约89%的乳头疼痛是多种因素共同作用的结果。

(2)婴儿舌系带短是乳头疼痛的第二大原因,但并非所有婴儿的舌系带短都会造成母亲的乳头疼痛,部分婴儿可以很好地含乳而不造成乳头疼痛。

(3)婴儿口腔内负压也是引起乳头疼痛的原因之一。在Sharon的案例报告中,纯母乳喂养3个月,母亲的乳头发育正常,婴儿没有舌系带问题,含乳良好,但自生产后母亲就出现严重的乳头疼痛。母亲的乳头只有轻微的损伤,使用乳头保护罩后偶有乳头水泡产生,但母亲的乳头疼痛明显减轻。经测量发现,母亲亲喂时婴儿口腔内的负压为正常标准的37%。这提示我们,在必要时需要评估婴儿吸吮时口腔负压情况。

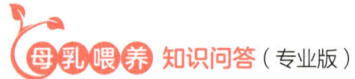

（4）小血管痉挛也会导致乳头疼痛，症状以血管收缩引起皮肤颜色变化为特点，出现哺乳后乳头由白到蓝或到红的颜色变化。此时的疼痛可为针刺样、抽搐样、灼热样，疼痛程度较为强烈。

半躺式哺乳姿势不仅能够显著减轻母乳喂养时母亲的乳头疼痛，还对乳头损伤和母乳喂养满意度有明显改善效果，可以鼓励母亲使用。

产后早期的教育及评估也可以增加母亲的满意度，减少乳头损伤的发生。

使用哺乳辅助器具的母亲中约有15%发生了乳房损伤，主要为乳头损伤，表现为乳头疼痛。

还有部分乳头疼痛与感染有关，如真菌感染和亚急性乳腺炎。

3. 乳头疼痛为何常见于产后早期？

答 婴儿含乳时滑到乳头或只含住乳头导

致；激素水平的变化；乳房的变化。

乳头疼痛是产后早期常见的问题，也是早期终止母乳喂养的最主要原因，影响母婴的整体关系。乳头疼痛常在产后第 1 周出现，通常在第 3～7 天达到高峰，之后缓解。

（1）大多数乳头疼痛都是由婴儿含乳时滑到乳头或只含住乳头所致。含乳过浅使乳头在婴儿口腔里位置太浅，因此乳头被压在舌头和硬腭之间，乳头表面受到摩擦，造成疼痛和损伤。正确喂养时乳头从婴儿嘴里出来后是完整的，与喂养前形状一样。

（2）激素水平的变化可能是产后早期乳头疼痛的主要原因之一。在妊娠期，孕妇体内激素水平会剧烈变化，以促进乳腺的发育和准备哺乳。在分娩后，激素水平再次急剧变化，可能导致乳头变得干燥、皲裂和疼痛。

（3）乳房的变化也可能是产后早期乳头疼痛的原因之一。在分娩后，乳房会经历一系列变化，包括乳腺管扩张、血流量增加及乳头和乳晕扩张。这些变化可能导致乳头紧张、疼痛和不适。

总之，产后早期乳头疼痛是许多新手母亲常见的问题，其原因很多，包括婴儿含乳姿势不当、激素水平的变化及乳房的变化。但是，通过采取一些措施保护乳头，可以有效地减轻乳头疼痛，并帮助新手母亲更好地享受母乳喂养过程，建立早期的母乳喂养行为，为提高产后 6 个月内的纯母乳喂养率打下良好的基础。

例如，在喂养前用温暖的毛巾敷乳房，促进血液循环，并帮助乳头更容易被吸吮。此外，可以尝试使用一些乳头保护剂，如乳膏或乳头贴，以减轻乳头疼痛和保护乳头。采用婴儿主导的半躺式哺乳姿势，也可降低产妇乳头疼痛、乳头皲裂发生率。

第六章 母乳喂养中母亲常见问题

4. 乳头疼痛与母亲乳头发育异常有什么关系?

答 母亲乳头发育异常易引发乳头疼痛和皲裂。如母亲乳头过大,和婴儿口腔不匹配,婴儿只能含住部分乳头,或乳头扁平、凹陷,都会导致婴儿含乳困难,应根据乳房的特点、乳头的大小选择合适的吸奶器罩杯,予以个体化指导,以避免乳房尤其是乳头的损伤。乳头凹陷的产妇常因先天条件不足、思想负担较重、婴儿的无效吸吮等因素出现乳汁分泌不畅、乳房胀痛,可能会导致乳腺炎、乳头皲裂,引起痛苦,并影响产后母乳喂养。

5. 为预防乳头皲裂,可以怎么做?

答 为预防乳头皲裂,母亲需采用正确的哺乳体位,新生儿要有正确的含乳姿势,以及哺乳后可将乳汁涂在乳头上。

乳头皲裂在哺乳期比较常见,是哺乳时乳头发生的大小及深浅不一的皮肤裂口,易

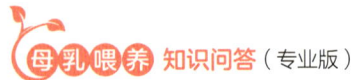

使乳头红肿，疼痛难忍。重症者乳头会出现渗血、渗液及溃疡，常合并乳头炎、急性乳腺炎。恢复期一般1～2周。乳头皲裂的主要原因：①乳头内陷。②乳头护理不当。③婴儿含乳姿势不正确。④出牙期婴儿咬拽。

（1）每次哺乳时，先喂健侧或皲裂较轻的一侧。

①轻度：能哺乳尽量亲自哺乳，调整哺乳姿势及婴儿的含乳姿势。每次哺乳后用乳汁、羊毛脂膏滋润乳头，特别是乳汁滋润乳头最好，因为乳汁的蛋白质和抑菌因子有修复组织和预防感染的作用。

②中度：用乳盾保护乳头进行亲喂或者吸出来用奶瓶喂，并用维生素E加红霉素软膏防治感染；选择的乳盾尺寸应与母亲乳头的尺寸相符合。

③重度：禁止所有外力刺激乳头，以手挤奶为主，有溃疡及异常分泌物时应遵医嘱用碘伏消毒后涂红霉素软膏及复方安息香酊

第六章 母乳喂养中母亲常见问题

以防治感染,也可涂愈创膏、生肌膏以促进愈合等。

(2)正确的母乳喂养姿势可提高母乳喂养的成功率,减少母亲的痛苦。哺乳时,如果出现乳头疼痛,首先检查母亲抱婴儿的姿势是否做到婴儿的头部和身体呈一条直线,避免婴儿身体倾斜造成过度牵拉乳头。婴儿含乳时应含住乳头及大部分乳晕,哺乳结束后,用手指按压乳房,使空气进入婴儿口中解除负压,再移出乳头,避免强行从婴儿口中拔出,造成乳头皲裂。母亲应该避免用手指夹住乳头或勒住乳房,以免损伤乳房皮肤。

(3)维持良好的卫生习惯:乳房是一个容易被污染的部位,因此保持良好的卫生习惯对预防乳房皲裂非常重要。母亲可以用清水清洗乳房,用毛巾轻轻擦干。保持乳房的干燥和清洁可以减少细菌滋生,防止乳房皲裂。

(4)经常哺乳:经常哺乳可以刺激乳腺分泌乳汁,并且减少乳房堵塞的发生。母亲

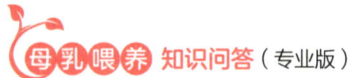

应该尽量避免长时间不哺乳,以免乳汁积压,增加乳房皲裂的风险。

(5)使用乳头保护器:乳头保护器可以减少乳头与衣物或哺乳器的摩擦,减少乳头皮肤的损伤。母亲可以在哺乳前使用乳头保护器来保护乳头,减少乳房皲裂的发生。集乳器可增强母亲母乳喂养意愿并提高母乳喂养执行率,降低乳头相关问题的发生率,且不会对新生儿发育产生不利影响。

(6)使用乳头霜:乳头霜可以减轻乳头疼痛和预防乳头皮肤的干燥和皲裂。母亲可以在哺乳前或哺乳后使用乳头霜,使乳头皮肤保持湿润,减少乳房皲裂的发生。

(7)注意营养摄入:适当的营养摄入可以提高母亲的免疫力,促进乳汁分泌,预防乳头皲裂。母亲应该注意饮食搭配,多吃富含蛋白质、维生素、矿物质和脂肪酸的食物,如鱼、肉、蛋、奶制品、豆类及其制品等。同时,母亲应该多喝水,保持身体水分充足。

总之，预防乳头皲裂需要母亲注意日常护理，采用正确哺乳姿势，适当补充营养，使用乳头保护器和乳头霜等。如果出现乳头皲裂，应该及时就医，并采取相应的治疗措施，以防止症状加重，影响哺乳和母婴健康。

6. 胀奶引起的乳房肿胀主要表现有哪些？

答 胀奶引起的乳房肿胀主要表现有：乳房皮肤紧绷、红肿、胀痛；体温持续增高，可持续24小时。

胀奶是指乳汁在乳腺管中积聚，引起乳房肿胀。胀奶的症状因人而异，但通常会带来不适和疼痛。以下是胀奶的主要表现。

（1）乳房发硬：当乳汁积聚在乳腺管中时，乳房会发硬，因为乳汁压迫了乳腺组织。这种发硬可能会在乳房的一部分或整个乳房中出现。

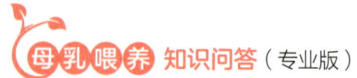

（2）乳房肿胀：当乳汁积聚在乳腺管中时，乳房就会变得肿胀。这种肿胀可能会在乳房的一部分或整个乳房中出现，甚至可以延伸到腋下。

（3）乳房疼痛：乳房肿胀可能会导致乳房疼痛。疼痛的程度因人而异，有些人只是感到轻微的不适，而有些人则可能会感到剧烈的疼痛。

（4）乳头敏感：当乳汁积聚在乳腺管中时，乳头周围的组织也会受到压迫，从而导致乳头变得敏感。有些人甚至可能会感到疼痛。

（5）乳头流出乳汁：当乳汁积聚在乳腺管中时，有些人可能会发现乳头流出乳汁。这种情况通常发生在哺乳期，但在其他情况下也可能会发生。

（6）乳房红肿：当乳汁积聚在乳腺管中时，乳房可能会变得红肿。这种情况通常发生在乳房感染的情况下，需要及时就医。

第六章 母乳喂养中母亲常见问题

（7）乳房发热：当乳汁积聚在乳腺管中时，乳房可能会发热。这种情况通常发生在乳房感染的情况下，需要及时就医。

胀奶是很多母乳喂养新手母亲都会遇到的问题，特别是产后刚开始有乳汁时，乳房又热又胀又痛，无论母亲如何努力，婴儿也难以完全含到母亲的乳房，给母亲和婴儿带来很大困扰。

随着哺乳时间增加，胀奶问题通常会自行缓解。这是因为乳房逐渐学会了"聪明分泌"，即婴儿不吃奶的时候泌乳非常缓慢，婴儿吃奶的时候快速大量分泌，即俗语所说的"现吃现下"。"现吃现下"泌乳模式就是母乳的供给随婴儿的需要灵活变化，是哺乳期女性最佳的泌乳模式。进入这种供需平衡状态的母亲就很少胀奶了。

总之，胀奶引起的乳房肿胀可能会带来不适和疼痛，需要及时就医，以免出现严重的并发症。同时，对于哺乳期的女性来说，正确的哺乳姿势和频率也是预防胀奶的重要措施之一。

7. 如何进行乳房肿胀的早期预防与干预?

答 使婴儿频繁有效地吸吮乳房,纯母乳喂养,按需哺乳。

产前孕妇模拟练习,学习哺乳时正确姿势、婴儿正确含乳姿势和挤奶方法等。新生儿出生时即可在护理人员指导下进行母婴皮肤接触、早吸吮,实行母婴同室、按需哺乳,且婴儿喂养次数越多,疏通乳腺管的作用越好,进而分泌的乳汁及时排出乳房的概率越高。在母亲喂养婴儿的时候,婴儿的下颌紧贴乳房,婴儿的上身紧贴母亲腹部,确保婴儿的身体处于同样的高度,以便于婴儿有效地吸吮乳汁,减少喂养姿势错误造成相关问题,影响到乳汁的正常排出。

除采用正确喂养姿势外,每次哺乳后

将少量乳汁涂于乳头及四周,自然干燥,可用于抗菌、修复、滋润和治疗乳头皲裂。由于持续泌乳可减缓母亲、新生儿接触的应激性,建立有效的母婴喂养习惯,因此母亲应坚持夜间哺乳,并且纯母乳喂养至少6个月。

8. 若母亲产后患乳腺炎,还能继续母乳喂养吗?

答 母亲产后患乳腺炎仍能继续母乳喂养。

哺乳期女性的乳腺炎,可发生在哺乳期的任何阶段。患乳腺炎后,需要采用正确的哺乳方式,采取有效措施解决乳汁淤积问题,切忌暴力排乳。同时需要保证充分休息,保持良好的卫生习惯和愉悦的心情。不中断母乳喂养,有效排出乳汁,合理使用抗生素、止痛药物,必要时适当补液。对于形成脓肿者,提倡微创治疗。

目前,尚无证据表明母亲在乳腺炎期间

继续哺乳对足月健康婴儿有危害,相反,若停止哺乳,则会加重母亲的病情进展。及时、有效地排出淤积的乳汁是治疗乳腺炎的关键,而哺乳是最佳的方式。若能安全用药,边吃药边哺乳是没有问题的。采用中西医结合的方式进行治疗,并给予专业护理干预,一般患者乳腺炎会好转,乳腺脓肿切开引流术减少,成功母乳喂养率升高。

9. 为防止母亲出现乳房肿胀,应该将婴儿单独放在婴儿房休息吗?

答 不应该。

母亲乳房肿胀大部分原因是乳汁分泌过多,首选的方法是按需哺乳,所以更应该做到母婴同室,而不是将母婴分开。母婴同室床旁干预模式有助于提高产妇母乳喂养技能和新生儿护理技能,促进母乳分泌,值得在护理工作中推广。

10. 引起乳腺炎的主要原因有哪些？

答 细菌感染、乳汁淤积、机体抵抗力差。

（1）细菌感染：Modiano Po 等发现凝固酶阳性链球菌、草绿色链球菌和棒状杆菌在乳腺炎的病原微生物学中扮演着重要的角色。传统观念认为细菌感染的途径包括：通过输乳管进入乳腺小叶，通过破损的乳头到达导管周围的淋巴系统（以及血行感染等），这些属于外源性细菌入侵的方式。含乳不良、舌系带短等所致的乳头损伤，因导致局部皮肤屏障能力减弱，易使细菌定殖，也成为外源性细菌感染的途径。

近年来，随着免培养检测方法的快速发展，对乳腺炎母亲乳汁中的病原微生物特点有了更新的认识。较有代表性的是 Patel SH 的研究，通过宏基因组学测序的方法检测乳汁中微生物种群的分布，发现在健康母亲、亚急性乳腺炎母亲和急性乳腺炎母亲的乳汁中均存在多种细菌，它们可参与机体的基础代谢、生物合成和降解，以及氨基酸、核苷酸甚至脂质的合成及免疫协调过程。健康母亲乳汁中的细菌处于平衡状态。乳汁中菌群失调表现为细菌的多样性降低，其中金黄色葡萄球菌、表皮葡萄球菌等条件致病菌及需氧菌的数量明显增多，促进细菌定殖的代谢途径及促进感染进展的作用占优势，继而导致母亲出现相应的感染症状。这种乳汁内菌群失调是一种内源性感染方式。

（2）乳汁淤积：乳汁淤积也是哺乳期乳腺炎的常见原因。以往认为乳汁是细菌良好的培养基，淤积的乳汁可促进细菌的生长，继而导致乳腺炎。虽然乳腺炎母亲的乳汁中可能存在致病菌，但乳汁中乳铁蛋白和sIgA等抗感染成分会相应升高，以帮助机体杀灭致病菌，促进菌群的平衡。G. Andes Contreras的研究为解释乳汁淤积如何促进乳腺炎的发生提供了新的思路，其认为当乳汁淤积时，乳汁流动减弱，细菌释放的肠毒素——外毒素等会破坏乳腺上皮细胞，从而促进炎症反应的发生。乳汁淤积的诱发因素，如乳汁量过多、漏喂、定时哺乳、突然断奶、外力导致的乳房受伤、乳房受压、无效含乳等，均是导致哺乳期乳腺炎的原因。

（3）机体抵抗力差：母亲营养不良、精神压力大、疲惫、患病，一方面会降低母亲的机体抵抗力，使抗感染能力减弱，另一方面会促进菌群失调，是哺乳期乳腺炎的诱因。有研究认为乳腺炎既往病史会增加母亲发生乳腺炎的风险。

总之，引起乳腺炎的原因有很多，注意平时的饮食和生活习惯，保持良好的乳房卫生，正确哺乳，保持心情愉快，避免身体疲劳和过度精神压力，有助于预防乳腺炎的发生。如果出现乳腺炎症状，应及时就医，接受专业的治疗。

11. 什么是乳头雷诺现象?

答 雷诺现象是以血管收缩引起皮肤颜色变化为特点,可发生于手指、脚趾、耳朵、乳头等部位,可影响约 20% 的育龄女性。

乳头雷诺现象是一种血管痉挛性疾病,通常发生在乳头和乳晕区域,由寒冷、压力、情绪等因素引起的局部血管收缩所致,通常发生在寒冷季节、高海拔、冷水浸泡或手脚受寒的情况下。

12. 乳头雷诺现象有哪些表现,以及如何治疗?

答 乳头雷诺现象通常具有特征性乳头颜色变化,哺乳后乳头发白,可在几秒钟内经历蓝色或红色的过渡,或不经这种变化后恢复至正常颜色,伴有明显的乳房针刺样、抽搐样、灼热样疼痛,伴或不伴乳头损伤。

当母亲出现典型的伴有乳头颜色改变的乳头疼痛,持续 4 周以上,除外含接不良所

第六章 母乳喂养中母亲常见问题

致的乳头损伤等因素,抗真菌及抗感染治疗失败,可诊断为乳头雷诺现象。

(1)对乳头雷诺现象的治疗可以采用对乳头、乳晕保暖的措施,减少血管收缩性药物的使用,大部分母亲乳头雷诺现象发作频率会减少。当母亲哺乳后血管痉挛疼痛明显时,可用干热的温毛巾外敷疼痛处以达到缓解疼痛的目的。

(2)如果局部血管疼痛缓解不明显,且发作频繁,必要时可考虑口服扩张血管的药物。硝苯地平是一种用于治疗高血压的钙通道阻断剂和血管扩张剂,被认为可有效治疗血管痉挛。该药口服的生物利用度为50%,对婴幼儿的影响小。美国儿科学会认为该药物通常适用于哺乳期,但需医生根据母亲具体情况开具处方后使用。还有人建议补充钙和镁,服用维生素B_6、月见草油和鱼油等,但尚缺乏有效证据。

(3)部分母亲因不能忍受血管痉挛时剧

烈的乳头疼痛，在尝试各种方法失败后会选择终止母乳喂养。因此，当母亲乳头及乳房剧烈疼痛，通过改善含接、哺乳姿势等方法仍无法缓解时，要尽早转介至专业医疗机构。在治疗期间，母亲应得到母乳喂养的支持，比如帮助母亲和婴儿找到适合他们的舒适哺乳姿势，哺乳后也要即刻对乳头进行保暖。这非常重要，能提高母亲的舒适度，从而增加母亲持续母乳喂养的信心。

（4）乳头雷诺现象通常是由气温突然下降、寒冷天气、过度疲劳、情绪紧张或压力等因素引起的。此现象也可能由某些疾病引起，例如类风湿关节炎、系统性红斑狼疮、硬皮病等。

对于乳头雷诺现象，最重要的是防止引起它的因素。女性应该避免暴露在寒冷的天气中，穿着保暖的衣服和鞋子，尤其是在寒冷的季节。此外，女性还应该避免过度疲劳和情绪紧张，以防止乳头雷诺现象的发生。

总之，乳头雷诺现象是一种常见的现象，通常是无害的。如果它是由某些疾病引起的，则需要进行相应的治疗。女性应该避免引起乳头雷诺现象的因素，以保持健康。

13. 乳腺良性肿瘤手术对哺乳功能的影响大小取决于哪些因素？

答 取决于肿瘤类型、部位、大小、数量、手术切口的位置，切除乳腺体积和乳腺管及支配乳头乳晕神经的破坏程度等。

乳腺常见的良性肿瘤多见于育龄女性，妊娠期和哺乳期女性中存在乳腺良性肿瘤且接受手术的并不常见。

有研究发现，决定乳腺良性肿瘤对乳腺哺乳功能影响程度的，是手术方式和切口的位置。不同的手术方式和切口位置对于正常乳腺腺体、导管及支配乳头乳晕神经的破坏程度不同，从而对术后乳腺哺乳功能的影响也不同。

大多数的乳腺良性肿瘤及手术，对哺乳不会有显著的负面影响。应鼓励母亲正常地开始母乳喂养，并且对母亲的感受和婴儿的摄入进行密切关注，以便及时给予哺乳上的支持。

14. 乙肝表面抗原（HBsAg）阳性母亲是否可以母乳喂养？有哪些注意事项？

答 可以选择母乳喂养。

虽然 HBsAg 阳性母亲的乳汁中存在病毒，但母乳喂养不会增加额外的乙肝病毒（HBV）母婴传播风险，这与新生儿出生后立即进行预防接种有关，也可能与母乳能和 HBsAg 结合有关。无论产妇 HBsAg 阳性还是阴性，都应鼓励其对新生儿进行母乳喂养，且在预防接种前就可以开始哺乳。新生儿出生后 12 小时内已完成预防接种，具有免疫力，乳头皲裂或损伤出血、婴儿口腔溃疡或舌带剪开造成口腔损伤等情况下，均可哺乳。

第六章 母乳喂养中母亲常见问题

无需检测乳汁 HBV DNA 含量。

注意事项：

（1）需要按需哺乳并纯母乳喂养，若未充分吸吮导致乳房肿胀或乳汁淤积，可能会引起上皮渗透改变，从而增加乳汁中 HBV DNA 含量。

（2）一定要呵护好乳房。如果乳头疼痛或变形，可能都说明衔接不良，会导致乳头破损，新生儿有可能会吸到母亲的血液，增加乙肝传播风险。

（3）新生儿需完成预防接种（在出生后 12 小时内注射乙肝免疫球蛋白和乙肝疫苗），降低乙肝传播风险。

（4）如果母亲在服用抗病毒治疗药物，母乳喂养是否安全就需要咨询医生。尤其在肝功能异常期，母亲肝功能异常时，建议暂停母乳喂养。

（5）对妊娠期进行抗病毒治疗，产后立即停药者，应鼓励母乳喂养。对产后短期（如产后1个月）继续服药者，建议坚持母乳喂养，而不是放弃母乳喂养。如果产后持续服药，母乳喂养对婴儿是否会产生不良影响？有关研究资料有限，但结合母乳喂养的益处和婴儿虽曾经长期宫内暴露于药物但未造成严重不良影响，可考虑母乳喂养，同时须密切观察药物对婴儿是否存在不良影响。对HBsAg阳性母亲的子女，7～12月龄时随访。

（6）母亲要注意手卫生。在大小便后、更换卫生巾后洗手及照顾新生儿前后洗手。

15. 哺乳期对乙肝的预防措施有哪些？

答（1）HBsAg阳性母亲所生的新生儿出生12小时内尽快接种乙肝疫苗及乙肝免疫球蛋白。在出生后1个月和6个月分别接种第2针和第3针乙肝疫苗。要加强新生儿的免疫预防，以提高远期免疫保护效果。

（2）妊娠期定期检测HBV DNA含量，必要时遵医嘱给予抗病毒治疗，降低母体内

HBV DNA 的水平，在根本上预防乙肝宫内传播，由此降低乙肝宫内传播风险。

（3）乳汁中的 HBV 无法通过肠道屏障进入婴幼儿血液，只有当婴幼儿肠道发生炎症或者损伤，其黏膜的通透性增加时，乳汁中的 HBV 才能进入婴幼儿血液。人工喂养可能会损伤婴儿肠道，所以应尽量避免混合喂养，以免增加传播风险。

16. 感染 HIV 的母亲所生婴儿，该如何喂养？

答 我国提出的感染 HIV 母亲所生婴儿的喂养策略：提倡人工喂养，避免母乳喂养，杜绝混合喂养。但实际中可在对母亲本人及其家人婴儿喂养知识和技能、可接受性、可负担性、可持续性、获得专业指导的可及性等条件进行综合评估后，选择科学的喂养方法。

感染 HIV 的母亲所生婴儿的喂养方式选

择：HIV可以通过哺乳由母亲传播给婴儿，若没有采取任何干预措施，在母乳喂养期间HIV传染率可高达15%。HIV通过哺乳传播给婴儿的主要途径有两种：一种是通过婴儿口腔破损处。乳汁中的HIV通过破损处进入婴儿体内感染婴儿。另一种是通过婴儿的胃和小肠。婴儿出生后6个月内，消化系统尚未发育成熟，HIV可以通过婴儿的胃和肠黏膜的破损处进入婴儿体内感染婴儿。随着月龄的增长，婴儿的消化系统会逐渐完善，因此，感染HIV的母亲所生婴儿的喂养是讨论出生后6个月内喂养方式的选择。

在科学指导与随访下，人工喂养是预防婴儿出生后感染HIV的最安全的一种选择。但由于人工喂养的局限性，若喂养不当可增加婴儿患腹泻、肺炎和营养不良等疾病的概率，使婴儿死亡率增加。因此，选择感染HIV的母亲所生婴儿的喂养方式时应充分考虑是否具备人工喂养的条件。

第六章 母乳喂养中母亲常见问题

在人工喂养有困难的地区或人工喂养条件不具备时，选择母乳喂养。近来有研究表明，在母乳喂养的同时，感染 HIV 的母亲或其婴儿应用抗病毒药物，可以有效地降低产后母乳喂养传播 HIV 的风险。因此，在人工喂养有困难的地区或人工喂养条件不具备时，应该在充分咨询的基础上，权衡 HIV 预防与避免其他因素导致婴儿发病或死亡的关系，帮助感染 HIV 的母亲正确选择婴儿喂养方式。如选择母乳喂养，母亲或婴儿应坚持服用抗病毒药物，专业人员应给予充足的指导和咨询，最大限度地减少喂养导致的母婴传播，同时保障婴儿正常生长发育，降低患病率和死亡率。

对感染 HIV 的母亲所生婴儿进行混合喂养时，母乳以外的其他食物和水可使婴儿肠道发生过敏和炎症反应，导致肠道的通透性增强，使母乳中的 HIV 更易侵入，抵消母乳的免疫作用，母婴传播概率增大。多项研究结果表明,比较三种喂养方式——人工喂养、纯母乳喂养及混合喂养,混合喂养发生 HIV 母婴传播的概率最高。因此,对感染 HIV 的母亲所生婴儿应杜绝混合喂养。WHO 建议,根据现有研究证据,在应用抗病毒药物的前提下,感染 HIV 的母亲所生婴儿纯母乳喂养可持续 6 个月;在添加泥糊状食物或其他食物的同时,还可持续至婴儿满 12 个月。在纯母乳喂养过程中,还应积极创造人工喂养条件,一旦条件具备,应及时转变为人工喂养,这样既可满足经济不发达地区感染 HIV 的母亲所生婴儿营养及生长发育的需要,又可最大限度地减少母乳喂养传播 HIV 的风险。HIV 感染母亲无论什么时候决定停止母乳喂养,都应该在 1 个月内逐渐过渡。对于正在进行抗逆转录病毒药物预防的婴儿或母亲,应当在完全停止母乳喂养后,继续进行 1 周的抗逆转录病毒药物预防。不建议骤然停止母乳喂养。

17. 感染白念珠菌的母亲是否可以母乳喂养？

答 感染白念珠菌的母亲可以母乳喂养。

母亲哺乳突然迅速出现乳头剧烈疼痛、灼烧或瘙痒，及乳房有烧灼感、放射性疼痛或刺痛，一般发生于哺乳时或哺乳后不久，乳头看起来粉红发亮，有时候会干燥起皮，也有可能看起来完全没有任何异常，可能还伴随乳汁减少，此时最应考虑是否发生了白念珠菌感染。此时婴儿一般也会同时感染这种真菌，典型的表现为婴儿口腔出现鹅口疮。

母亲需要常洗手，勤换衣，保持乳头干燥；母亲需要限制摄入高糖高热量的食物；如果婴儿没有明显鹅口疮症状，母亲乳头可以局部外涂莫匹罗星软膏，每天4次，涂上薄薄的一层，哺乳前用乳汁冲净即可；对一切母婴用品进行消毒。

18. 母亲罹患流行性感冒时，可以持续母乳喂养吗？

答 母亲罹患流行性感冒（以下简称"流感"）时可以持续母乳喂养。

流感病毒几乎不引起宫内传播，也不通过乳汁传播，且母乳喂养可减少婴儿呼吸道感染的发生。流感是呼吸道传染病，发病最初的2～3天传染性强，应暂时避免母婴同室，将乳汁吸出或挤出，由他人通过奶瓶哺乳，乳汁无需特别处理。

当母亲出现感冒症状时，体内已经产生了对应的抗体，此时给婴儿哺乳，可以通过乳汁把抗体传给婴儿。因此，流感后期无明显打喷嚏、咳嗽、发热、寒战等，且体力许可时，母亲哺乳前进行洗手、洗脸、戴口罩等措施后，可以直接哺乳。

第六章 母乳喂养中母亲常见问题

19. 患糖尿病的母亲可以母乳喂养吗？对母婴有哪些好处？

答 糖尿病母亲可以母乳喂养。

（1）哺乳时分泌的催乳素可以让母亲更放松并有嗜睡感，从而缓解母亲精神上的压力；分泌激素及分泌乳汁所消耗的额外能量可减少母亲治疗所需胰岛素的用量；可以降低婴儿成年后患糖尿病的风险。

（2）对于患有妊娠期糖尿病的母亲而言，母乳喂养有着更重要的意义，母乳喂养促进血糖降低的作用可持续到母亲停止母乳喂养后，能降低产妇2型糖尿病的发生率。

20. 产后出血的母亲是否还能母乳喂养？

答 产后出血的母亲可以母乳喂养。

母乳喂养可以减少产后出血。母乳喂养能促进缩宫素的分泌和释放，可以用于防治产后出血，其能缩短产后出血时间并减少出血量。

21. 患甲肝等传染病的母亲在急性期时，是否应暂停母乳喂养？

答 患甲肝等传染病的母亲在急性期应暂停母乳喂养，急性期过后可继续母乳喂养。

甲肝和戊肝经消化道传播，几乎均为急性自限性肝炎。妊娠早期或中期的甲型或戊型肝炎病毒感染如在分娩时已恢复，则母乳喂养不会引起病毒的母婴传播；分娩前2～3周内或哺乳期发生甲型或戊型肝炎病毒感染，则乳汁中可检测到病毒RNA，但母乳喂养不会使新生儿患甲肝，也无母乳喂养使新生儿患戊肝的报道。

因此，即使母亲哺乳期发生甲型或戊型肝炎病毒感染，仍可母乳喂养，但急性期应暂停母乳喂养。在暂停母乳喂养期间坚持定时挤奶以保持泌乳。

22. 患水痘的母亲可以坚持母乳喂养吗？

答 水痘病毒经呼吸道和直接接触传播，

第六章 母乳喂养中母亲常见问题

在潜伏期的后期至水疱完全结痂前，均具有传染性。妊娠期感染水痘病毒，如果分娩前所有水疱已完全结痂脱落，产后可直接哺乳。

若分娩时水痘尚未结痂或哺乳期感染水痘病毒，母婴需暂时分室隔离，有条件时新生儿可注射普通人免疫球蛋白或水痘特异性免疫球蛋白。水痘常出现在母亲胸部，直接哺乳可导致接触传播，故需避免直接哺乳。

乳房无疱疹时，乳汁吸出或挤出后无需消毒，即可通过奶瓶由他人喂给婴儿；如果乳房有疱疹，乳汁中可检测到病毒，建议将乳汁消毒（家庭简易母乳消毒）后再哺乳。

家庭简易母乳消毒：

（1）冻融法消毒巨细胞病毒（CMV）感染的母乳：母乳经 $-20 \sim -10℃$（家庭冰箱冷冻层）冻存 $1 \sim 3$ 天（可以保存 $2 \sim 3$ 个月），$40 \sim 45℃$ 融化后使用。该方法对母乳生物活性成分破坏程度最小，但只能部分灭活 CMV，仅适用于 CMV IgG 抗体阳性母亲的乳汁（用于喂养出生胎龄＜32周或出生体重＜1500g的早产儿），不能用于消毒感染其他病原体的母乳。可将温奶器设置在42℃左右，然后将冷冻的奶瓶置入温奶器中，持续摇动奶瓶，融化后仍需要停留一定时间，以保证母乳温热。如果没有温奶器，可用以下简易方法：将热水和冷水对冲，感觉到水热但不烫手的温度约45℃。融化时，摇动奶瓶，冷冻的母乳能使温水冷却，可以添加适量热水，保持水温不烫手，必要时可反复多次添加热水。

（2）巴氏消毒法：母乳经60～65℃消毒30分钟。一般建议使用该法，既能充分杀灭病原体，又能最大程度保存母乳的活性成分。目前市场上有温奶器，按说明书操作，温度到达60℃后开始计时，期间摇匀2～3次，不要延长消毒时间，以免破坏母乳的生物活性成分。尽管巴氏消毒法能部分破坏母乳的生物活性成分，但配方奶制备过程中也均进行巴氏消毒。因此，巴氏消毒后的母乳，仍优于配方奶。巴氏消毒后的母乳，应在温度适宜时尽快使用。仍有剩余时，冷藏（2～8℃）可保存12小时，也可冷冻保存数周。再次喂养时，40～45℃加热即可，无需再次消毒，以最大程度保护母乳的生物活性成分。

尽管有报道62℃持续加热5秒，可灭活乳汁中的CMV或改良巴氏消毒法（72℃持续加热10秒）可以杀灭病毒，同时可减少对母乳生物活性成分的破坏，但这些改良的巴氏消毒法需要特殊设备，不适合家庭使用。用普通温奶器不可能使奶瓶中的母乳在数秒钟内都达到62℃或72℃。

（3）常规加热消毒：母乳一旦煮沸，应立即离开火源，因为在煮沸前温度已经在60℃以上一段时间。该法效果确切，但对母乳生物活性成分破坏较大，尽可能少用。

（4）微波炉加热消毒：简单，但因该方法易导致加热不均匀、严重破坏母乳生物活性成分、烫伤母婴等问题，尽可能不用。

23. 患有癫痫的母亲哺乳期间可以选择哪些药物进行治疗？

答 苯妥英钠和丙戊酸钠可用于哺乳期癫痫的治疗。

（1）几乎所有的抗癫痫药物都能够进入乳汁，因此，母乳喂养的新生儿间接通过乳汁暴露于抗癫痫药物，可能受到潜在的危害。

（2）奥卡西平及其代谢产物在婴儿体内质量浓度均很低（均 $< 0.2mg/L$），无明显蓄积作用，尚未见引起婴儿不良反应的报道。目前有文献认为哺乳期应用奥卡西平是最适宜的。

（3）哺乳期间，母亲服用治疗剂量苯妥英钠对婴儿的不良影响较小，但对婴儿的精神状态、神经精神发育情况及血常规的检测十分必要。

24. 患心脏病、心功能为Ⅱ级的母亲,能不能母乳喂养?

答 对心功能Ⅰ~Ⅱ级的产妇提倡母乳喂养,以建立母婴感情,促进子宫复旧,哺乳期间应避免乳房肿胀及过度疲劳。对心功能Ⅲ~Ⅳ级者,劝其人工喂养,产后予芒硝敷双乳及口服大剂量维生素B_6回奶。

有研究表明入院时心功能Ⅲ级,产后心功能有所改善,未发生过孕产期心力衰竭的产妇,在做好病情告知的前提下,可产后3~5天内由护士和家属定时帮助挤奶,以不引起产妇疲劳和不发生乳房肿胀为度,每天评估心功能情况,3~5天后待产妇病情进一步好转,给予指导和实施母乳喂养,以促进母乳喂养成功。对心功能Ⅳ级或曾经有过心力衰竭的产妇及其家属,耐心做好工作,指导人工喂养。

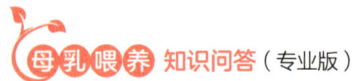

25. 接受放射性 ^{131}I 治疗以后还能母乳喂养吗?

答 做了放射性 ^{131}I 治疗的产妇应在接受治疗前 2～3 周停止母乳喂养。

这是因为做了该放射治疗的产妇产生乳汁的乳房组织将接受不必要的高剂量放射性 ^{131}I，高于非母乳喂养女性的乳房组织。只有一小部分碘造影剂或钆造影剂在母乳中排泄并被婴儿吸收，并且没有直接毒性、致敏性或对这些造影剂产生反应的报道。因此，在对患者施用碘造影剂或钆造影剂后，可以不间断地继续母乳喂养，但是许多放射性药物通过母乳排泄。应遵循母乳喂养中断建议，将婴儿的有效剂量保持在 1mSv 以下。在使用所有放射性药物治疗后及诊断使用放射性碘化物和具有高含量游离碘化物的放射性碘后，永久停止母乳喂养非常重要。

妊娠期及哺乳期不建议行放射性 ^{131}I 治疗，可选择其他更安全的治疗方式。若哺乳

期接受了放射性 ^{131}I 治疗，建议暂停母乳喂养。治疗时定时挤奶丢弃，以免乳房肿胀。治疗结束后 2 个月再哺乳。

26. 有严重的产后心理障碍和精神疾病的母亲可以母乳喂养吗？

答 有严重的产后心理障碍和精神疾病的母亲，精力、体力恢复较差，可能出现自伤、自杀行为，或有伤害婴儿的意向或行动。若需要使用抗精神病药物或情感稳定剂治疗，往往提示她们的病情较重，很难维持对婴儿的正常哺乳，因此不推荐此类产妇进行母乳喂养。

27. 如果哺乳期发现母亲患有肺结核，还能母乳喂养吗？

答 结核可发生在任何脏器，以肺部为主。除乳腺结核和急性粟粒性结核（也称血行播散性结核）外，其他结核产妇的乳汁中通常

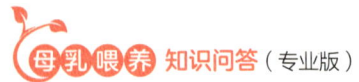

无结核分枝杆菌。未经正规治疗的活动性肺结核母亲必须与婴儿隔离,避免直接哺乳。活动性肺结核经正规治疗达 2 周及以上且痰结核菌阴性者,可解除隔离,也可直接哺乳。

以下情况不能直接哺乳,但可间接哺乳:

(1)妊娠期确诊肺结核,分娩时尚未开始治疗。

(2)开始抗结核治疗但痰结核菌阳性。

(3)患乳腺结核。

(4)患急性粟粒性结核。

(5)乳头或乳房存在破损。

(6)合并 HIV 感染。

间接哺乳方法:(1)和(2)时,将母乳吸出或挤至奶瓶,由他人喂养,乳汁无需消毒;(3)~(5)时,乳汁经巴氏消毒后喂养;(6)时参考 HIV 感染母亲的喂养方法。

母亲服用抗结核药物时,仍可以哺乳。乳汁中药物浓度很低,不必担心对婴儿有不良影响。如果新生儿 / 婴儿也需要服用抗结核药物，则需考虑乳汁中药物的影响。抗结核药物每天服用 1 次，母亲服药前或刚服药后，乳汁中的药物浓度最低，可选择此时哺乳或将乳汁吸出后冷藏或冷冻保存，但应将服药后 2～3 小时药物浓度最高的乳汁弃去，以减少因哺乳而导致的药物叠加。

28. 什么情况下不宜母乳喂养？

答 以下几种情况下不宜母乳喂养：

（1）母亲患有严重传染病时不能母乳喂养，以防将疾病传染给婴儿。

（2）母亲感冒发热不得不服用药物时，某些药物会通过乳汁代谢，可等病愈停药后再行喂养。但应注意每天按喂哺时间把母乳挤出，保证每天挤奶在 3 次以上。挤出的母乳也不要再喂给婴儿，以免其中的药物成分给婴儿带来不良影响。

（3）患有消耗性疾病的母亲，可根据医生的诊断决定是否哺乳。一般情况下，能够

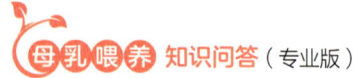

自然分娩的母亲就能够哺乳,但要注意加强营养和休息,根据身体情况适当缩短母乳喂养的时间,尽量坚持到婴儿4个月以后。

(4)母亲患有严重乳头皲裂和乳腺炎等疾病时,应暂停母乳喂养,及时治疗,以免加重病情。但可以把母乳挤出,用滴管或勺子喂哺婴儿,尽量不用奶瓶,以避免婴儿产生乳头混淆,也可以试用仿照母亲乳头形状制作的仿生奶嘴,如果婴儿能用奶嘴吃奶,也不会因此拒绝母乳,这是最理想的。

(5)母亲患严重的产后心理障碍和精神疾病、婴儿患有乳糖不耐受症等时,不宜母乳喂养。

(6)母亲酗酒、暴怒、吸毒或静脉注射毒品时不宜母乳喂养。

(7)母亲患癌症需要进行化疗或放疗时,应暂停母乳喂养。

29. 哺乳期用药的基本原则是什么？

答 哺乳期用药的基本原则：哺乳期尽量不用药物治疗，必须用药时，应首选对婴儿影响最小、作用时间最短的药物。应在哺乳时或哺乳后马上服用药物，以避免在血（乳）中药物浓度高峰时哺乳。如果必须应用对婴儿有害的药物，应暂时中断母乳喂养。若母亲所用药物同时适用于婴儿，则一般是安全的；用药时间长或者剂量较大，可能造成不良影响时，需要监测婴儿的血药浓度。

（1）在临床中，使用抗菌药物需遵从合理规范原则，保证妊娠期和哺乳期用药的安全性和有效性。在实际的治疗过程中，需明确疾病指征，禁止滥用抗菌药物。在出现感染现象后，需依据疾病严重程度，选择一系列安全有效的抗菌药物进行治疗。同时分析药物的药理作用和代谢动力学，观察是否存在毒副反应和潜在危害，明确其安全性后才可使用此药物。在治疗期间，予以患者全面系统的用药指导，对其疗效提升、不良反应减少、生活质量提高具有非常重要的作用。

（2）在实际的用药过程中，优先选用用药经验丰富、临床使用时间长的药物。如果两种药物比较相近，需选择对孕产妇及胎儿危害小的药物。实施单一用药可达到治疗效果的不宜用联合用药方式，并对剂量进行控制，通过最小剂量达到最大治疗效果。

30. 哺乳期母亲接受抗菌药物治疗时，应避免使用哪些药物？

答 氨基糖苷类（链霉素、庆大霉素、妥布霉素等）可引起肾毒性和耳毒性等；大环内酯类（红霉素、罗红霉素、克拉霉素）可引起肝损害和心脏毒性等；喹诺酮类（诺氟沙星、左氧氟沙星、莫西沙星等）可引起菌群失调和心脏不适等。

（1）在临床中，抗菌药物种类繁多，且适用范围广泛，在诸多疾病中具有较高的应

第六章 母乳喂养中母亲常见问题

用价值。抗菌药物具有抑制或杀灭细菌的作用,用于孕产妇时风险较高。相关医务人员在治疗期间,通过调整药物剂量,保证抗菌药物合理使用,从而减小对孕产妇及胎儿或婴儿的影响,进一步提高临床用药安全性。

(2)妊娠期及哺乳期慎用C类抗菌药物:C类药物经动物实验研究证实可杀死胚胎或致胎儿畸形,对孕产妇用药时需权衡利弊,决定是否能使用。

①抗菌中草药:板蓝根可兴奋子宫平滑肌,使用剂量较大时可导致早产,慎用于孕妇。大青叶与板蓝根是同株植物,也需慎用。

②喹诺酮类:该类药物毒性较低,无致突变、致畸形的作用,但可引起年幼动物关节病变,用药后可影响胎儿神经功能及软骨发育。

③氯霉素类:受胎盘因素影响,该类抗菌药物可在胎儿体内蓄积,难以排出。妊娠期使用该类药物,可导致新生儿出生后患灰

婴综合征，即出现腹胀、厌食、呕吐、循环衰竭等症状。该类药物应慎用于妊娠早期、中期，禁用于妊娠晚期。

④磺胺类：该类药物可进入胎体，竞争性结合血浆蛋白，导致游离型胆红素无法结合血浆蛋白，含量升高、渗入血—脑屏障，可导致胎儿脑损伤，发生核黄疸。

（3）妊娠期及哺乳期禁用 D 类抗菌药物：D 类药物经临床实践证实对胎儿危害严重，通常不考虑应用。

①抗菌中药或中成药：六神丸有效成分为蟾酥，有毒性作用，并含有麝香，可造成子宫收缩，导致早产或流产。穿心莲可阻止绒毛滋养细胞生成，可导致流产。

②四环素类：该类药物致胎儿畸形风险较高，可导致胎儿短肢畸形、四肢发育不良、牙齿发育不良、先天性白内障等症状。在妊娠晚期应用可导致孕妇肝衰竭。

③氨基糖苷类：该类药物具有肾毒性、

耳毒性，可导致新生儿出现听力障碍。

④红霉素酯化物：该类药物可导致孕妇胆汁淤积、阻塞性黄疸及肝大等症状。

31. 哺乳期用哪些抗菌药物比较安全？

答 不同的药物自乳汁中排泄的差异很大，其中从乳汁中排泄量较大的有红霉素和林可霉素。

妊娠期及哺乳期可用 B 类抗菌药物：B 类药物对母体和胎儿基本没有危害，安全性较高。

（1）大环内酯类（除酯化物）：该类抗菌药物属抑菌剂范畴，抗菌谱和青霉素类似，其对普通细菌造成的呼吸道感染有较好疗效，而对弓形虫、衣原体、支原体等病原体也能发挥较好抗菌作用。该类药物具有毒性低、血药浓度较低、组织分布及细胞内移行性良好、过敏反应少等优势，在妊娠期及哺乳期全过程使用均有较高安全性。

（2）头孢菌素类（第三代）：该类抗菌药物在生物活性、理化特性、化学结构、作用原理及临床应用等方面均和青霉素类似，具有抗菌谱广、过敏反应发生率低等优势。该类抗菌药物相较第一代及第二代有所改良，肾毒性已降到较低水平，对母体及胎儿影响较小，可应用于妊娠期及哺乳期全过程。

（3）抗厌氧菌及抗滴虫药：该类药物对细菌有一定致突变作用，在妊娠前3个月应用可造成胎儿畸形，若需保证用药安全性，应于妊娠3个月后应用。

（4）青霉素类：该类抗菌药物可通过阻碍细菌细胞壁合成发挥抗菌作用，而哺乳类动物无细胞壁，所以该类药物对胎儿毒性最小，不易导致胎儿畸形，且对母体肝、肾功能影响也较小。但过往常用的青霉素类药物抗菌谱较窄，且服药后易产生耐药性，过敏反应较高。近年来投入使用的复合及半合成青霉素类制剂，弥补了上述缺点，为广谱抗生素，并具有较高安全性，可应用于妊娠期及哺乳期全过程。

32. 母乳喂养期间可以服用避孕药吗？

答 母乳喂养期间应尽量避免服用避孕药。

关于避孕药对母乳喂养的影响，必须恰当地权衡妊娠间隔和患者的生育需求。妊娠间隔是指活产与下次妊娠开始之间的时间间隔。适宜的妊娠间隔是一项重要的妇幼健康问题。妊娠间隔较短与围生期和新生儿、婴儿、产妇的不良结局有关。基于WHO的证据，理想的妊娠间隔为24个月，这与母乳喂养时间（2年）相一致。WHO报道，与18～23个月妊娠间隔的新生儿相比，妊娠间隔少于6个月的新生儿面临不良围生期和产后结局的风险增加。

常用避孕方法：

（1）产后避孕时机：由于从产后4周至

6个月，女性有可能再次妊娠，因此必须提供有效的避孕方法以帮助其达到理想的妊娠间隔。在分娩后90天内提供避孕方法与妊娠间隔的改善有关，如使用长效可逆避孕方法子宫内避孕器（intrauterine devices，IUD）和皮下避孕植入物等。

（2）哺乳闭经避孕法：哺乳闭经避孕法（lactational amenorrhea method，LAM）是采用母乳喂养作为一种特殊的避孕方法。为了使哺乳成为一种有效的避孕方法，母亲需纯母乳喂养或近纯母乳喂养（至少85%来自母乳），且在产后6个月内保持闭经。手挤奶或吸奶器吸乳没有类似的生育抑制作用。关于哺乳闭经避孕法避孕效率的临床研究报道指出，单纯应用此法，6个月累计妊娠率为0.5%～1.5%，其正确使用的失败率为0.45%～7.5%。尽管哺乳闭经避孕法是一种高效的短暂避孕方法，但该法受是否纯母乳喂养的影响还有待进一步研究。

（3）激素避孕药：尽管有证据表明早期开始产后避孕增加了妊娠间隔，但是对激素避孕药对母乳喂养和婴儿健康影响的担忧限制了对此法的推荐。WHO和美国疾控中心等组织对此法的建议亦不相一致。尽管WHO和美国疾控中心均同意雌激素应推迟到产后3～6周开始使用（同时需考虑其他危险因素），直到静脉血栓形成（venous thromboembolism，VTE）的风险降至大约未怀孕的基线水平，但在推荐母乳喂养女性使用雌激素和孕激素方面，WHO比美国疾控中心更保守。在WHO的避孕药使用指南中，母乳喂养的女性在产后6周内使用含雌激素的避孕药具（包括联合口服避孕药、贴片和阴道环）被认为构成不可接受的健康风险（4类）。WHO认为，这些方法的风险通常超过其优点（3类），推荐母乳喂养女性至少产后6个月才使用。

（4）联合激素避孕法：联合激素避孕法

含有雌激素和孕激素，包括口服避孕药、贴片和阴道环等。妊娠引起的血液学变化导致静脉血栓形成的风险大大增加。静脉血栓形成的风险在产后前3周迅速下降，但至少在产后6周内持续存在。联合激素避孕药中的雌激素成分会增加静脉血栓形成的风险。因此，产后3周内不应开始使用联合激素避孕药，在产后6周内使用也应注意其风险。

（5）口服或注射孕激素法：单纯孕激素类避孕药（progestin-only pill，POP）和醋酸甲羟孕酮醋酸酯注射液（DMPA）为具有雌激素治疗禁忌证的女性提供了避孕选择。该法不影响凝血因子，且不增加静脉血栓形成的风险。因此，POP和DMPA在非母乳喂养女性中被列为1类，可用于产后任何时间。对于母乳喂养的女性，由于对哺乳期的担忧，该法在产后30天内被列为2类。单纯孕激素类避孕药可在产后立即使用，而DMPA在出院后才能使用。

寻求避孕的产妇应该尽快获得有效的避孕方法。在产后开始避孕可为产妇和婴儿提供重要的健康保障,并降低重复妊娠风险。哺乳期女性如果避孕失败或者发生了无保护措施的性生活,可以使用紧急避孕药。多项研究表明,哺乳期女性使用单纯孕激素类避孕药对哺乳或婴儿生长无有害影响。推荐使用左炔诺孕酮,用药后建议间隔24小时后再进行母乳喂养。不建议在哺乳期使用米非司酮进行紧急避孕。紧急避孕药只能作为紧急情况下的补救措施,不能作为长期的避孕方式。

33. 哺乳期使用的药物是怎么进入乳腺组织的?

答 哺乳期使用的药物经过被动扩散和主动转运两种方式进入乳腺组织。

被动扩散是最常见的运输方式,即药物分子从浓度较高的组织扩散至周围浓度较低的组织。乳腺中的被动扩散路径有两条，一条为药物分子经上皮细胞，从靠近血管的方向进入，再从靠近乳汁导管的方向出来，最后进入乳汁。

在分娩后的最初几天，即初乳阶段，乳腺上皮细胞很小而组织间隙较大，药物、淋巴细胞、免疫球蛋白等物质极易进入乳汁，这个阶段乳汁中的药物浓度相对更高，但是初乳量少，所以新生儿通过初乳获得的药量很低。初乳阶段过后，乳汁大量产生，乳腺细胞逐渐变大而组织间隙逐渐变窄，药物只能通过乳腺细胞进入乳汁，降低了药物被动扩散的效率。

分子量大、极性强或不能依赖于浓度梯度跨越细胞膜的药物，则通过主动转运的方式进入乳腺组织。这些药物可以被细胞膜表面的蛋白受体识别和结合，通过细胞膜上的通道或转运蛋白转运至细胞内。主动转运可以逆浓度梯度运输，把药物由低浓度组织向高浓度组织运输，达到富集的效果。

34. 随着月龄的增长，婴儿对药物的清除能力是否会逐渐增强？

答 随着月龄的增长，婴儿对药物的清除能力会逐渐增强。17月龄以上婴儿对药物清除能力与成人一致。将婴儿暴露于药物的程度分为低风险（6～18月龄及以上）、中风险（小于6月龄）和高风险（新生儿、早产儿及肾功能不全的婴儿），风险程度越低，代表婴儿受母亲药物影响越小。

参考文献

[1] 安力彬，陆虹. 妇产科护理学 [M]. 北京：人民卫生出版社，2017.

[2] 任钰雯，高海凤. 母乳喂养理论与实践 [M]. 北京：人民卫生出版社，2018.

[3] 期陈润，买文丽，田娜. 产妇发生乳头皲裂的原因分析及预防对策 [J]. 现代预防

医学，2007，34（20）：3889-3890.

[4] 钟逸锋，赵海霞，张逸飞，等.反复乳房肿胀及乳头皲裂产妇成功母乳喂养个案探讨[J].中国妇幼健康研究，2021，32（5）：701-704.

[5] 王雅娟.集乳器用于解决产妇乳头皲裂及母乳喂养问题中的应用[J].黑龙江医药科学，2023，46（1）：19-20.

[6] 张喜华，许金莲.探讨提高乳头凹陷产妇母乳喂养成功率的方法[J].上海护理，2008，8（2）：44-45.

[7] 张征.半躺式哺乳姿势对初产妇哺乳相关乳头疼痛及母乳喂养的影响[J].养生保健指南，2021（14）：133.

[8] 王红耐，张彩芬，孟惠茹.中药外敷治疗早期哺乳期急性乳腺炎50例的护理体会[J].中国药业，2013，22（16）：100.

[9] 周春明.超声引导下微创旋切治疗乳腺瘤的效果研究[J].医药前沿，2015（12）：

156-157.

[10] 李晓云, 江珉, 王碧丹, 等. 袋鼠式护理联合生大黄芒硝外敷预防产后乳汁淤积疗效观察[J]. 云南中医学院学报, 2022, 45(4): 6-10.

[11] 李艳芳. 哺乳期乳腺炎治疗及护理干预[J]. 医药前沿, 2014 (13): 317-318.

[12] 王新乐. 正确指导母乳喂养预防乳头皲裂的护理[J]. 饮食保健, 2017, 4 (3): 185-186.

[13] 姜富国, 李帅, 杨思伟, 等. 慢性乙型病毒性肝炎产妇乙肝病毒载量与母乳喂养后婴儿乙肝标志物的相关性研究[J]. 临床医学工程, 2023, 30 (5): 454.

[14] 刘延绵, 余溯源, 郭丽娜, 等. 汉化修正版自我护理能力评估量表用于成年人群中的信效度研究[J]. 重庆医学, 2018, 47(33): 4266-4269.

[15] 中华医学会妇产科分会产科学组,

中华医学会围产医学分会.乙型肝炎病毒母婴传播预防临床指南[J].临床肝胆病杂志,2020,36(7):1474-1481.

[16] 曹德龙,曹海芳,王晓霞,等.熊去氧胆酸胶囊联合甘草酸二铵治疗自身免疫性肝炎的临床研究[J].现代药物与临床,2018(33):2615-2616.

[17] 张英,易为,李明慧,等.新生儿出生后两次乙肝免疫球蛋白注射不提高HBV母婴传播阻断效果[J].中华实验和临床病毒学杂志,2017,31(2):142-147.

[18] 王翠敏,韩国荣,江红秀,等.不同联合免疫策略对乙型肝炎病毒高载量孕妇所生婴儿抗-HBs水平的影响[J].中华肝脏病杂志,2015,23(7):493-497

[19] 王爱玲.艾滋病病毒感染母亲所生婴儿的喂养指导[J].中华全科医师杂志,2014,13(1):102.

[20] 中华医学会围产医学分会,《中华

围产医学杂志》编辑委员会.孕产妇流感防治专家共识[J].中华围产医学杂志,2019,22(2):73-78.

[21] 张诗毅,陈伟菊,陈志丽,等.妊娠期糖尿病患者产后6个月母乳喂养方式的影响因素分析[J].暨南大学学报(自然科学与医学版),2018(39):242-248.

[22] Daudi N, Shouval D, Stein-Zamir C, et al. Breastmilk hepatitis A virus RNA in nursing mothers with acute hepatitis A virus infection[J]. Breastfeed Med, 2012, 7: 313-315.

[23] Rivero-Juarez A, Frias M, Rodriguez-Cano D, et al. Isolation of hepatitis E virus from breast milk during acute infection[J]. Clin Infect Dis, 2016, 62 (11): 1464.

[24] Section on Breastfeeding. Breastfeeding and the use of human milk[J].

Pediatrics, 2012, 129 (3) : e827-e841.

[25] Yoshida M, Yamagami N, Tezuka T, et al. Case report: detection of varicella-zoster virus DNA in maternal breast milk[J]. J Med Virol, 1992, 38 (2) : 108-110.

[26] Maschmann J, Müller D, Lazar K, et al. New short-term heat inactivation method of cytomegalovirus (CMV) in breast milk: impact on CMV inactivation, CMV antibodies and enzyme activities[J]. Arch Dis Child Fetal Neonatal Ed, 2019, 104 (6) : F604-F608.

[27] Bapistella S, Hamprecht K, Thomas W, et al. Short-term pasteurization of breast milk to prevent postnatal cytomegalovirus transmission in very preterm infants[J]. Clin Infect Dis, 2019, 69 (3) : 438-444.

[28] Klotz D, Schreiner M, Falcone V, et al. High-temperature short-time treatment of human milk for bacterial count reduction[J].

Front Pediatr, 2018, 6: 359.

[29] 中华医学会神经病学分会, 中华医学会神经病学分会脑电图与癫痫学组. 抗癫痫发作药物联合使用中国专家共识[J]. 中华神经科杂志, 2024, 57 (2): 108-117.

[30] Tomson T. Gender aspects of pharmacokinetics of new and old AEDs: pregnancy and breast-feeding[J]. The Drug Monit, 2005, 27 (6): 718-721.

[31] Mattsson S, Leide-Svegborn S, Andersson M.X-ray and molecular imaging during pregnancy and breastfeeding—when should we be worried[J]. Radiat Prot Dosim, 2021, 195 (3-4): 339-348.

[32]Efferen L S. Tuberculosis and pregnancy[J]. Curr Opin PulmMed, 2007, 13 (3): 205-211.

[33] 徐陈瑜, 陈廷美, 周乙华. 母亲感染和母乳喂养[J]. 中华围产医学杂志, 2019, 22 (7): 436-440.

[34] 孔祥玉.论妇幼保健中关于母乳喂养的几点思考[J].中国保健营养,2016,26(18):323.

[35] 黄可可,蔡炜恩,郭跃文,等.中药抗菌药物预防盆腔炎产妇剖宫产手术部位感染的临床研究[J].中国现代药物应用,2020,14(14):207-209.

[36] 王真真,李婉冰,代淑芳,等.不同抗菌药物对剖宫产围术期产妇预防术后感染的临床疗效比较[J].北方药学,2019,16(1):167-168.

[37] 雷露雯,林敏婷,肖洒,等.调整剖宫产术围术期抗菌药物预防用药时机的临床效果分析[J].中国医药科学,2021,11(5):93-97.

[38] 霍记平,高婉丽,赵志刚,等.孕产妇高传染性病毒性肺炎的药物治疗方案选择[J].临床药物治疗杂志,2020,18(4):66-71.

[39] 邓一农,郭智娟.《抗菌药物临床应用指导原则》(2015年版)存在的若干问题及建议[J].医药导报,2018,37(9):1150-1152.

[40] 秦晓华,王明贵.新抗菌药物研发进展[J].中国抗生素杂志,2017,42(12):1027-1032

[41]Habimana-Kabano I, Broekhuis A, Hooimeijer P. Inter pregnancy intervals and matemal morbidity: new evidence from Rwanda [J]. Afr J Reprod Health,2015,19(3):77-86.

[42] Van Der Wijden C, Manion C. Lactational amenorrhoea method for family planning[J]. Cochrane Database Syst Rev,2015,12(10):CD001329.

[43] Curtis K M , Tepper N K, Jatlaoui,et al. U. S. medical eligibility criteria for contraceptive use, 2016 [J]. Recomm Rep,2016,65(3):

1-104.

[44]Russo J, Nelson A L. Contraception for women with medical conditions [M]. Chain: Humana Press, 2016.

(徐丹凤　曾泽英)

第七章 母乳喂养中婴儿常见问题

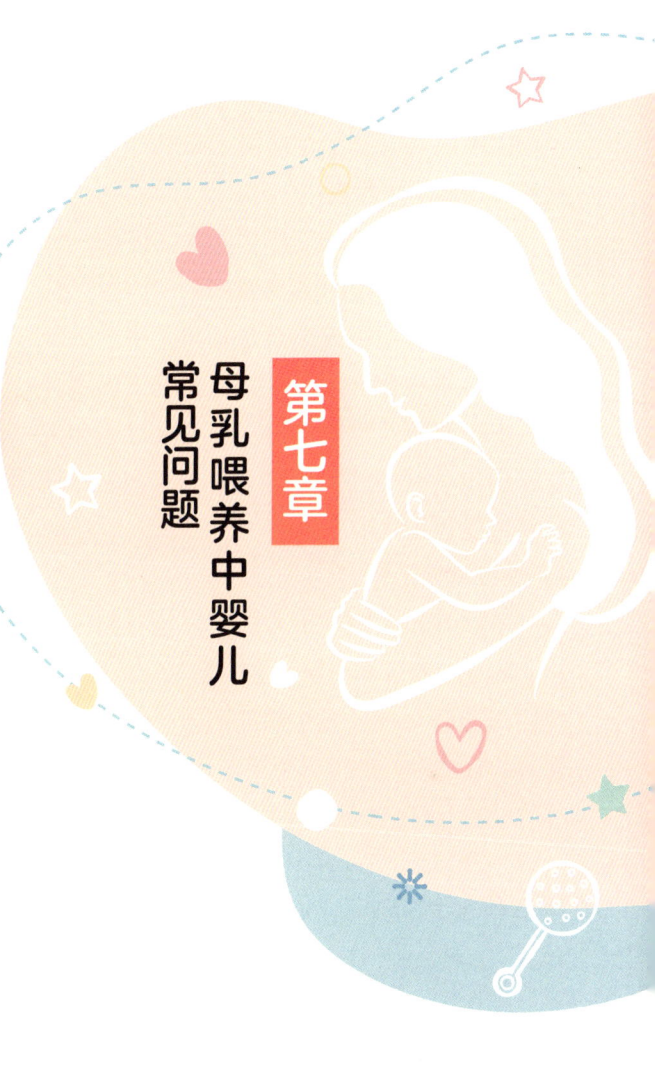

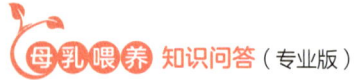

1. 早产儿、低出生体重儿母乳喂养时，需要补充哪些营养素？

答 需要补充铁剂、维生素 A、维生素 D、钙、磷、长链多不饱和脂肪酸（LC-PUFA）等。

婴幼儿时期喂养主要包括母乳喂养、辅食添加及辅食营养补充、特殊情况下的喂养等。中华预防医学会儿童保健分会组织相关专家制定了《婴幼儿喂养与营养指南》，旨在保障婴幼儿健康，促进其生长发育。

（1）铁剂补充。

早产儿出生后 2～4 周需开始补充铁剂 2mg/kg/d，酌情补充至矫正月龄满 12 个月。使用母乳强化剂、强化铁的配方奶及其他富含铁的食物时，酌情减少铁剂的补充剂量。

（2）维生素 A、维生素 D、钙、磷补充。

早产儿、低出生体重儿出生后即应补充维生素 D 800～1000IU/d，3 个月后改为 400～800IU/d。该补充量包括食物、日光照射、维生素 D 制剂的含量。2010 年欧洲儿科

第七章　母乳喂养中婴儿常见问题

胃肠病肝病和营养学协会（ESPGHAN）推荐早产儿维生素 A 摄入量 1332～3330IU/kg/d，出院后可参照下限进行补充，钙推荐摄入量 70～120mg/kg/d，磷 35～75mg/kg/d。这些矿物质推荐量包括配方奶、母乳强化剂、食物和铁、钙、磷制剂中的含量。

（3）LC-PUFA 补充。

LC-PUFA 对早产儿神经发育有重要作用，尤其是二十二碳六烯酸（DHA）和花生四烯酸（ARA），两者应在早产儿喂养时进行补充。母乳喂养是获得 LC-PUFA 的最佳途径，早产母乳中 DHA 高于足月母乳。但母乳的 LC-PUFA 受母亲膳食影响较大，应加强哺乳期营养指导。目前对早产儿的推荐量分别为 DHA 55～60mg/kg/d，ARA 35～45mg/kg/d，直至胎龄 40 周。

2. 早产儿肌张力低下的表现有哪些？

答 早产儿会出现肌张力低下，表现为较

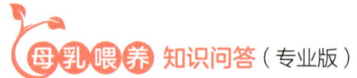

难维持某种姿势，活动无耐力，其头部活动、屈曲体位、保持中线位和稳定活动都存在困难；进食困难，早期喂养、进食咀嚼、饮水、吞咽困难；移动困难，不会使劲，大运动、精细动作等发育迟缓；很少主动运动，或动作比较慢。

早产儿肌张力低下表现有四种类型，即全身型、多灶型、节段型、偏身型。

婴幼儿多见全身型，头颈后伸，角弓反张，肢体硬性伸展，可伴扭转。

3. 早产儿能选择母乳喂养吗？

答 早产儿能选择母乳喂养，特别是胎龄小于 34 周，出生体重小于 2000g 的早产儿，应首选强化母乳喂养。

《婴幼儿喂养与营养指南》明确指出，为了更好地实施个性化喂养指导，需要对早产儿的营养风险进行评估。按照胎龄和出生体重，可将早产儿分为高危早产儿、中危早产儿和低危早产儿。

1）喂养乳类选择。

（1）母乳：母乳对早产儿具有特殊的生物学作用，出院后母乳为首选的喂养方式，并至少持续至 6 月龄以上。

（2）母乳强化剂：对胎龄小于 34 周、出生体重小于 2000g 的早产儿，将母乳强化剂加入母乳中，强化蛋白质、能量、矿物质和维生素的补充。

（3）早产儿配方奶粉：早产儿配方奶粉适用于胎龄小于 34 周、出生体重小于 2000g 的早产儿在住院期间应用。

（4）早产儿过渡配方奶粉：对于胎龄大于 34 周的早产儿或出院后早产儿，无母乳或母乳不足的情况下，可选择早产儿过渡配方奶粉（或称早产儿出院后配方奶粉）。

（5）其他特殊配方：如去乳糖配方、水解蛋白配方、氨基酸配方等，特殊情况需在医生指导下应用。

2)个性化喂养方案。

(1)乳类喂养:根据早产儿营养风险等级、母乳量的多少,选择不同的喂养方案。母乳充足者,直接哺乳或强化喂养。强化喂养是以母乳强化剂强化母乳,用早产儿配方奶粉和早产儿过渡配方奶粉进行喂养,主要对象是高危早产儿和中危早产儿。一般中危早产儿强化到矫正月龄满3个月,高危早产儿强化到矫正月龄满6个月甚至1岁。

母乳不足时,推荐采用补授法。

具体如下:

①低危早产儿。

a. 母乳喂养:母乳充足者,出院后应该鼓励直接哺乳,按需喂养,母亲应该饮食均衡;同时给予泌乳支持,尽量满足婴儿的需要,直到1岁以上。

b. 配方奶粉喂养:应用普通婴儿配方奶粉(67kcal/100mL),如生长发育缓慢(<25g/kg/d)或奶量摄入<150mL/kg/d,可适当采

第七章 母乳喂养中婴儿常见问题

用部分早产儿过渡配方奶粉,直至生长满意。低危早产儿可能存在直接哺乳时吸吮力弱、吃奶量不多、睡眠时间长等情况,所以,早期应按需哺乳,间隔不能大于 3 小时,否则可能发生低血糖、生长发育缓慢等。如果出现生长发育缓慢(每天体重增长 < 25g),可以应用母乳强化剂,一直到生长速率正常。

②中危早产儿。

中危早产儿喂养方式与高危早产儿一样,区别在于强化治疗时间短一些(一般为矫正月龄 3 个月),因为其危险因素相对较少。

③高危早产儿。

a. 母乳喂养:住院期间要足量强化母乳喂养,出院后继续足量强化母乳喂养至胎龄 38~40 周,然后调整为半量强化母乳喂养。足量强化母乳喂养能量密度是 80~85kcal/100mL,半量强化母乳喂养是 73kcal/100mL。不同强化剂营养密度不一样,配制方法也不一样,要按照要求进行配制。

母乳喂养者,鼓励出院后母亲部分直接哺乳,部分挤出来加入强化剂喂养,为将来过渡为直接哺乳做准备。

b. 部分母乳喂养:当母乳量＞50%时,足量强化母乳加早产儿配方奶粉至胎龄38～40周,之后转换为半量强化母乳加早产儿过渡配方奶粉;当母乳量＜50%,缺乏母乳强化剂时,鼓励直接哺乳加早产儿过渡配方奶粉。

c. 强化喂养:同一类早产儿强化营养时间也不是固定不变的。以体格生长各项指标在相同月龄的百分位数达到25%～50%为宜。如果是小于胎龄儿,应大于10%,而且要看个体增长速率是否满意。高危早产儿各项指标达到校正百分位数时,尽管没有达到矫正时间,也可以提前终止强化。注意避免体重身长比大于90%。肥胖是过度喂养的表现。在准备停止强化喂养的时候,应当逐渐降低奶的能量密度,直至能量密度至

67kcal/100mL。转化期间需监测早产儿的生长情况和血生化指标，如生长速率和各项指标的百分位数下降及血生化异常等，酌情恢复部分强化，直至生长速率正常。

（2）辅食添加：一般为矫正月龄6个月开始添加。胎龄小的早产儿发育成熟度较差，辅食添加时间相对延迟。辅食添加过早会影响奶量的摄入，或导致消化不良；添加过晚会导致食物营养素不足或造成进食技能发育不良。辅食添加初始阶段首选强化铁的米粉、蔬菜泥、水果泥等；矫正月龄7个月后可以提供肉、禽、鱼及蛋黄类辅食。为保证主要营养素和高能量密度，同时继续母乳喂养，保证足够的奶量。

4. 对腹泻患儿该怎样给予喂养指导？

答 首先评估患儿腹泻情况，然后进行对症治疗和个性化喂养。

（1）儿童腹泻的诊断与评估。

①根据大便性状和次数判断：根据家长

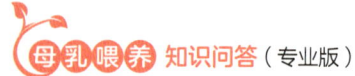

对患儿粪便性状改变（呈稀水便、糊状便、黏液脓血便）和大便次数比平时增多的主诉可做出诊断。

②根据病程分类：急性腹泻病程不超过2周；迁延性腹泻病程为2周至2个月；慢性腹泻病程超过2个月。

③对腹泻患儿进行有无脱水和电解质紊乱的评估：医生及家长要密切观察患儿是否有脱水情况，尽可能对中度、重度脱水患儿行血电解质检查和血气分析。

脱水程度的分度与评估见表7-1。

表7-1 脱水程度的分度与评估

脱水程度	轻度	中度	重度
丢失体液（占体重百分比）	≤5%	5%～10%	>10%
精神状态	稍差	萎靡或烦躁	嗜睡、昏迷
皮肤弹性	尚可	差	极差，捏起皮肤恢复时间＞2秒
黏膜	稍干燥	干燥	明显干燥

第七章 母乳喂养中婴儿常见问题

续表

脱水程度	轻度	中度	重度
前囟、眼窝	稍有凹陷	凹陷	明显凹陷
肢端	尚温暖	稍凉	凉或发绀
尿量	稍少	明显减少	无尿
脉搏	正常	增快	明显增快且弱
血压	正常	正常或稍降	降低

④其他评估检查：根据患儿粪便性状、粪便的肉眼和镜检所见、发病季节、发病年龄及流行情况初步判断病因。急性水样便腹泻多为病毒或产肠毒素性细菌感染所致，黏液脓性、脓血便多为侵袭性细菌感染所致。有条件者尽量进行粪便细菌培养，以及病毒、寄生虫检测。对慢性腹泻还须评估消化吸收功能、营养状况、生长发育情况等。

（2）儿童腹泻的治疗。

①脱水的预防：患儿自腹泻开始就应口服足够的液体以预防脱水，可给予低渗口

补液盐(oral rehydration salt,ORS)。建议在每次稀便后补充一定量的液体(6个月以下者,50mL;6个月至2岁者,100mL;2~10岁者,150mL;10岁以上者无明确限量),直到腹泻停止。

母乳喂养儿:继续母乳喂养,增加喂养频次、延长单次喂养时间。

混合喂养儿:在母乳喂养基础上给予口服补液盐。

人工喂养儿:补液首选口服补液盐。

②脱水的治疗:轻度至中度脱水时,口服补液,及时纠正脱水,应用口服补液盐,用量(mL)=体重(kg)×(50~75),4小时内服完;密切观察患儿病情,并指导母亲给患儿服用口服补液盐。出现以下情况提示口服补液可能失败:持续、频繁、大量腹泻(>10~20mL/kg/h);口服补液盐服用量不足;频繁、严重呕吐。如果临近4小时,患儿仍有脱水表现,要调整补液方案。

第七章　母乳喂养中婴儿常见问题

重度脱水时，需给予静脉输液，采用静脉用的糖盐混合溶液。在补液过程中，每1～2小时评估1次患儿脱水情况，如无改善，则加快补液速度。婴儿在补液后6小时，儿童在补液后3小时重新评估脱水情况，选择适当的补液方案继续治疗。一旦患儿可以口服（通常婴儿在静脉补液后3～4小时，儿童在静脉补液后1～2小时），给予口服补液盐。重度脱水时如无静脉输液条件，立即转运到就近医院进行静脉输液，转运途中可以通过鼻饲点滴进行补液。每1～2小时评估1次患儿脱水情况。

（3）腹泻儿童的喂养。

①调整饮食：母乳喂养儿继续母乳喂养，6个月以下的人工喂养儿可继续喂配方奶，6个月以上的患儿可继续食用已经习惯的日常食物，如粥、面条、稀饭、蛋、鱼末、肉末、新鲜果汁等。鼓励患儿进食，如进食量少，可增加喂养餐次。避免给患儿喂食含粗纤维

的蔬菜、水果及高糖食物。

②营养治疗。

a. 糖源性腹泻的营养支持：糖源性腹泻以乳糖不耐受最多见。治疗宜采用去双糖饮食，可采用去（或低）乳糖配方奶或豆基蛋白配方奶。

b. 过敏性腹泻的营养支持：过敏性腹泻以牛奶过敏较常见。避免食入过敏食物，或采用口服脱敏喂养法，不限制已经耐受的食物。婴儿通常能耐受深度水解酪蛋白配方奶。如仍不耐受，可采用氨基酸为基础的配方奶或全要素饮食。

c. 要素饮食：适用于慢性腹泻、肠黏膜损伤、吸收不良综合征者。

d. 静脉营养：用于少数重症患儿，不能耐受口服营养物质、伴有重度营养不良及低蛋白血症者。

（4）腹泻儿童的注意事项。

①补锌治疗。

第七章　母乳喂养中婴儿常见问题

急性腹泻患儿能进食后即予以补锌治疗，6个月以上的患儿，每天补充锌元素20mg，6个月以下的患儿，每天补充锌元素10mg，共10～14天。锌元素20mg相当于硫酸锌100mg，葡萄糖酸锌140mg。

②合理使用抗生素。

腹泻患儿必须进行粪便的常规检查和pH试纸检测。急性水样便腹泻在排除霍乱后，多考虑为病毒性或产肠毒素性细菌感染，常规不使用抗生素类药物。黏液脓血便多为侵袭性细菌感染所致，需应用足够疗程的抗生素治疗。条件允许的情况下，应先行粪便标本的细菌培养和病原体检测，以便依据分离出的病原体及药物敏感试验结果选用和调整抗菌药物。若无条件，可根据临床经验选用抗生素。用药后48小时，病情未见好转，可考虑更换抗生素。用药的第3天进行随访。

（5）儿童腹泻的预防。

①注意饮食卫生、环境卫生，养成良好

的卫生习惯；

②提倡母乳喂养；

③积极防治营养不良；

④合理应用抗生素和肾上腺皮质激素；

⑤接种疫苗，目前认为可能有效的为轮状病毒疫苗。

婴幼儿母乳喂养者，应继续母乳喂养，母亲的饮食要特别注意：清淡，多吃新鲜的蔬菜和水果，少吃肥腻的食物，尽量避免吃一些生冷、辛辣的食物，也不要吃太多不容易消化的食物。配方奶喂养者，有乳糖不耐受时可选择应用低乳糖或无乳糖配方。年龄较大的儿童，饮食不加以限制，包括谷类、肉类、酸奶、水果、蔬菜等。

不推荐高糖、高脂和高膳食纤维饮食。高糖饮食包括碳酸饮料、果冻、罐装果汁、甜点心及其他含糖饮料等；高脂饮食包括植物中的核桃、芝麻、花生，以及油炸食品、肥肉、动物内脏、奶油制品等；高膳食纤维饮食包括杂粮、茯苓、山楂、竹笋、辣椒、八角、裙带菜、甘草、罗汉果等。

5. 一个6月龄母乳喂养婴儿腹泻3天，呈蛋花汤样便，伴发热、尿少，这个婴儿可能发生了什么？

答 可能出现了母乳性腹泻。

母乳性腹泻是由母乳喂养引起的，在现实生活中并不多见。当婴儿发生腹泻的时候，要首先排除疾病的可能。

母乳性腹泻具有明显的特点，一般每天大便3～7次，有特殊的酸臭味，便稀微绿，有泡沫和奶瓣，有时甚至还带有条状的透明黏液。腹泻时婴儿没有发热，没有明显的痛苦与哭闹，精神状态好，食欲良好。如果腹泻时间长则有可能导致生长停滞、营养不良等严重后果，需要及时治疗。

母乳性腹泻的症状主要有新生儿每天的大便次数通常比较多，最多可以达到10次，

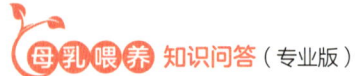

大一点以后可能会从每天几次到每天一次。

纯母乳喂养的婴儿在添加辅食以前，大便一般是黄色、比较软、有点稀，一般没有什么难闻的味道。如果大便出现了酸酸的味道，就说明婴儿可能消化不良。人工喂养的婴儿通常每天排便 1 次以上，大便为黄色或棕褐色，比较稠，味道有点难闻。

当开始添加辅食后，大便就会变得比以前硬。大便的质地还会随着吃的东西不同而有所变化，同时，也会变得很难闻。但如果已经比较硬的大便又开始变稀，次数也多了，那很可能就是腹泻的症状了。大部分的腹泻是轻微的，只要婴儿不脱水，精神状态好，一天尿的次数也不少，就不是太大问题，及时补充水分，症状很快就会消失。如果出现严重腹泻，每天大便十几次，大便呈稀蛋花汤样，婴儿易哭闹，精神状态也不好，尿很少或无尿等，就要及时到医院治疗。

遵医嘱给予抗生素治疗，继续母乳喂养，

第七章 母乳喂养中婴儿常见问题

同时进行病原体检查及对症治疗等。

6. 新生儿低血糖的临床表现有哪些?

答 主要包括交感神经兴奋性增高所致的症状和体征,如出汗、脸色苍白、易激惹、饥饿、肢体抖动(震颤)、呼吸不规律、心动过速和呕吐等。

(1)新生儿低血糖症是新生儿期常见的代谢问题,多见于早产儿及小于胎龄儿,严重者可以引起神经系统损伤。由于新生儿出生后血糖浓度有一自然下降继而上升的过程,并且许多低血糖的新生儿并无任何临床症状和体征,因此,目前仍无可以针对不同胎龄、出生体重、日龄及病情的统一低血糖诊断标准。以往多数学者以全血葡萄糖< 2.2mmol/L(40mg/mL)作为新生儿低血糖症的诊断标准,目前国际上多数学者认为血清葡萄糖< 2.6mmol/L(47mg/mL)可以诊断为新生儿低血糖症。

（2）病因及发病机制：新生儿低血糖症的病因很多，可大致概括为以下几类。

①肝糖原贮存不足：肝糖原贮存主要发生于妊娠后期并取决于宫内营养状况，因此，早产儿、小于胎龄儿和双胎中体重轻者肝糖原贮存少，出生后若延迟开奶或摄入不足，新生儿就容易发生低血糖。

②葡萄糖消耗增加：应激及严重疾病，如创伤、窒息、呼吸窘迫、严重感染、休克等，均可使代谢增加，葡萄糖的消耗增多，因而容易并发低血糖。患红细胞增多症时，血液内过多的红细胞会消耗大量葡萄糖，导致低血糖。

③胰岛素水平过高性病因：包括母体高血糖致胎儿胰岛细胞代偿性增生，出生后新生儿胰岛素水平较高，容易发生低血糖；突然停止高张葡萄糖液静脉输注，而胰岛素分泌仍处于亢进状态；新生儿溶血病：红细胞破坏致谷胱甘肽释放，刺激胰岛素分泌增加，

此外，换血时因血液保养液中葡萄糖浓度较高，亦可致胰岛素分泌增加；导致胰岛素分泌过多的疾病，如 Beckwith-Wiedemann 综合征、持续性高胰岛素血症、胰岛细胞增生症、胰岛细胞腺瘤等；母亲妊娠期用氯磺丙脲、噻嗪类利尿剂、特布他林等药物可导致新生儿高胰岛素水平。

④遗传代谢性疾病：某些糖、脂肪酸、氨基酸代谢异常，如半乳糖血症、糖原累积病、先天性果糖不耐受症、枫糖尿病、中链酰基辅酶 A 脱氢酶缺乏等。

⑤内分泌疾病：先天性垂体功能减退、肾上腺皮质功能减退、胰高血糖素缺乏、甲状腺功能减退、生长激素缺乏等。

⑥其他：肝脏疾病、慢性腹泻、营养不良、孕妇应用 β 受体阻滞剂或口服降糖药物。此外尚有一些找不出明确原因者，称为特发性低血糖。

（3）临床表现。

多数患儿并无临床症状，即使出现症状也多是非特异性的。主要临床表现为震颤、阵发性发绀、呼吸暂停或呼吸增快、哭声减弱或音调变高、肌张力低下、眼球异常转动、喂养困难、反应差及嗜睡、惊厥，也可能出现面色苍白、多汗、体温不升、心动过速、哭闹等。一般症状出现于出生后数小时至1周内，多见于出生后24～72小时。糖尿病母亲所生婴儿出生后数小时即可出现症状。无症状性新生儿低血糖的发生率是症状性新生儿低血糖的10～20倍。对于相同血糖水平的低血糖，不同个体的临床表现差异也可能较大。

7. 新生儿发生黄疸的主要原因包括哪些？

答 （1）胆红素生成过多。

新生儿红细胞寿命短（足月儿约80天，

早产儿更短），破坏速度快，每天生成的胆红素是成人的 2 倍以上。

胎儿期红细胞代偿性增多，出生后血氧分压升高，导致多余红细胞被快速破坏。

其他来源的胆红素占比较高（如骨髓红细胞前体、肝脏中的血红素蛋白）。

（2）血浆白蛋白联结胆红素能力不足。

新生儿出生时易出现酸中毒，影响胆红素与白蛋白的结合。早产儿白蛋白含量低，联结能力更弱，增加游离胆红素透过血-脑屏障的风险。

（3）肝细胞处理胆红素能力差。

新生儿肝细胞内 Y 蛋白含量极低（出生后 5～10 天才达正常水平），影响胆红素转运。关键酶尿苷二磷酸葡萄糖醛酸基转移酶（UDPGT）活性不足（出生时仅为正常 30% 以下），导致结合胆红素生成减少。早产儿肝细胞排泄结合胆红素至肠道的能力更弱，易出现胆汁淤积。

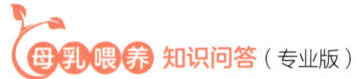

（4）肠-肝循环增加。

新生儿肠道菌群未建立，β-葡萄糖醛酸酐酶活性高，将结合胆红素水解为未结合胆红素，被肠道重吸收。胎粪排泄延迟（如先天性肠道闭锁、喂养不足）会进一步增加胆红素重吸收。

病理性黄疸的附加原因：

（1）胆红素生成过多：如溶血（ABO/Rh 血型不合、葡萄糖-6-磷酸脱氢酶缺乏）、感染、红细胞增多症。

（2）肝脏代谢障碍：如先天性酶缺陷（Crigler-Najjar 综合征）、甲状腺功能减退、药物抑制。

（3）胆汁排泄障碍：如胆道闭锁、新生儿肝炎、遗传代谢病（α1-抗胰蛋白酶缺乏）。

总之，新生儿黄疸的核心原因是胆红素代谢的生理性不成熟（生成多、结合少、排泄慢），而病理性因素（溶血、感染、胆道畸形等）会加剧这一过程，导致高胆红素血症风险显著增加。

8. 晚发型母乳性黄疸的临床特点有哪些？

答 晚发型母乳性黄疸常于出生后1～2周发病，其发生与生理性黄疸在时间上难以严格划分，一般是7～14天，生理性黄疸不见消退，反而会出现加重的情况，晚发型母乳性黄疸既可紧随生理性黄疸发生，也可在生理性黄疸减轻后又加重，峰值出现在出生后2～3周，持续4～6周或更久。

母乳性黄疸是母乳喂养新生儿出现的黄疸，足月儿多见，以未结合胆红素升高为主，根据发病时间的不同分为早发型母乳性黄疸和晚发型母乳性黄疸。

（1）早发型母乳性黄疸：早发型母乳性黄疸发生在出生后1周内的母乳喂养儿，也称母乳喂养性黄疸，因其出现时间和高峰时间与生理性黄疸相似，有时二者难以鉴别。

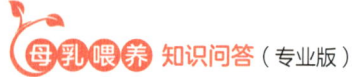

但与生理性黄疸相比,早发型母乳性黄疸患儿的血清胆红素水平较高,且黄疸持续时间较长。早期研究已证实其发病可能主要与哺乳次数少、母乳不足、热量摄入减少及胎便排出延迟导致肠-肝循环增加有关。

(2)晚发型母乳性黄疸:晚发型母乳性黄疸常于出生后1～2周发病,其发生与生理性黄疸在时间上难以严格划分,一般是7～14天,生理性黄疸不见消退,反而会出现加重的情况,晚发型母乳性黄疸既可紧随生理性黄疸发生,也可在生理性黄疸减轻后又加重,峰值出现在出生后2～3周,持续4～6周或更久。患儿肝功能是正常的,且其血清总胆红素值超过生理性黄疸范围,黄疸程度以轻度到中度为主,停止母乳喂养48～72小时后黄疸即可明显减轻,但恢复母乳喂养黄疸可加重或重新出现,但不会达到原来的程度。近年来,人们对其临床流行病学及临床表现进行了大量研究,对其发病机制提出了多种不同的假说。如果婴儿胆红素水平超过了正常的生理性黄疸范围，可以进行蓝光照射治疗；如果婴儿胆红素水平不高，婴儿的精神状态好，吃奶好，不需要特殊处理，可以接着母乳喂养。

9. 新生儿黄疸的正确护理方法有哪些？

答（1）促进胆红素代谢与排泄。

①加强母乳喂养。

指导母亲增加哺乳频率（每天8～12次），通过充足喂养刺激肠道蠕动，加速胎便排出，减少胆红素肠-肝循环。

评估母乳喂养效果，必要时补充配方奶，避免因饥饿导致胆汁分泌减少。

②保持大便通畅。

胎便含大量胆红素，需尽早排净（出生后24～48小时内完成）。观察排便次数与性状，若胎便延迟排泄（如先天性肠道闭锁），需及时干预。

③辅助肠道菌群建立。

通过益生菌补充或母乳喂养,促进肠道正常菌群定植,帮助胆红素转化为尿胆原/粪胆原排出。

(2)蓝光治疗护理。

①光疗环境管理。

调节光疗箱温度(足月儿30~32℃,早产儿32~34℃),湿度50%~60%,避免体温波动。分别使用遮光眼罩及尿布保护眼睛、会阴,其余皮肤充分暴露于蓝光下。

②减少治疗不适。

光疗期间定时更换体位(每2小时翻身1次),防止皮肤受压或光疗不均。

安抚哭闹的新生儿(如包裹襁褓、轻柔摇晃),必要时暂停光疗,稳定其情绪。

③监测不良反应。

观察有无发热、腹泻、皮疹等光疗副作用,及时补充水分(按需喂养或静脉补液)。

(3)药物辅助治疗护理。

第七章 母乳喂养中婴儿常见问题

①应用酶诱导剂。

遵医嘱使用苯巴比妥等药物,促进肝细胞 Y 蛋白合成,增强胆红素结合能力。

监测药物副作用(如嗜睡、呼吸抑制),尤其是对早产儿,需特别谨慎。

②减少游离胆红素。

静脉输注白蛋白,增加胆红素结合率,降低核黄疸风险。

(4)抚触干预。

每日进行新生儿抚触(腹部顺时针按摩),刺激胃肠蠕动,加速胆红素经粪便排出。抚触时配合温和压力,激活脊髓神经反射,减少胆红素肠壁重吸收。

(5)心理与环境支持。

①减少新生儿应激。

保持治疗环境安静,避免强光、噪音刺激,使用柔软包被增加安全感。

母婴同室或允许家长陪护,通过肌肤接触缓解新生儿的焦虑。

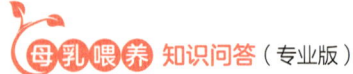

②家属健康教育。

向家属解释黄疸机制及护理要点，消除"停母乳"等认知误区（除非确诊母乳性黄疸）。指导家属观察黄疸进展（如皮肤黄染范围、精神反应），发现异常及时就医。

（6）饮食与喂养管理。

采用右侧卧位哺乳，减少溢奶及误吸风险。少量多次喂养，避免胃过度扩张影响呼吸及光疗配合度。

（7）病情监测与并发症预防。

①动态监测胆红素。

高危儿（早产、溶血、感染）每天经皮测胆红素，结合血清检测评估风险。

警惕核黄疸征兆：嗜睡、吸吮无力、肌张力增高或尖叫。

②预防感染与脱水。

严格执行手卫生，光疗设备每天消毒，避免继发感染加重黄疸。监测尿量及体重变化，维持水电解质平衡。

综上所述,新生儿黄疸的护理需要多方面的综合干预。第一,生理层面,通过改善喂养、促进排便及光疗来加速胆红素的排泄;第二,治疗配合,提升光疗的舒适度,减少治疗过程中断的可能性;第三,发育支持,通过抚触和心理安抚来促进神经和代谢功能的发展;第四,家庭参与,对家属进行教育并鼓励他们协同观察,这对于预防重症黄疸至关重要。

10. 怎样指导唇腭裂婴儿的喂养?

答 在指导唇腭裂婴儿喂养时,应在婴儿出生后首先评估唇腭裂的畸形程度、畸形分类,尽可能母乳喂养;不能母乳喂养者选择适当的奶嘴和奶瓶;制定合理的喂养方案,使家长认识到喂养在婴儿治疗中的重要意义。

唇腭裂是口腔颌面部最常见的先天性畸形之一。不同程度的裂隙可造成不同程度的功能障碍,如咀嚼、吸吮、吞咽、语言、表情及外貌缺陷等。

WHO建议婴儿纯母乳喂养应达6个月，但唇腭裂婴儿会有进食困难。唇腭裂的裂隙使得婴儿口腔内无法产生足够的负压，吸吮时不易含接住母亲的乳头以创造一个气体密闭的环境，致使婴儿吸吮困难，从而使得唇腭裂婴儿的母乳喂养较普通婴儿，无论是喂养方法还是营养摄取，均存在较大的差异。

在某些特殊情况下，如婴儿存在唇腭裂（图7-1），母乳喂养会带来额外的好处，如减少感染（特别是中耳感染），以及预防奶液反流引起的鼻黏膜炎症等。此外，母乳喂养与婴儿面部肌肉组织的平衡有关，这是母乳喂养的重要优势。母乳喂养期间，婴儿面部的肌肉受到刺激而激活，可使口腔感觉运动系统结构和功能得到适当发展，比如语言能力的发展，这在唇腭裂儿童中尤为重要。母乳喂养时，母亲的乳房比奶嘴更有弹性，能更好地适应口腔，从而堵住裂隙部位。还有学者发现，采用母乳喂养唇腭裂婴儿有助于保护他们免受幽门螺杆菌的感染。

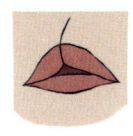 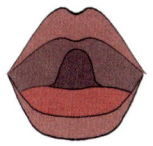

唇裂　　　　　　　腭裂

图 7-1　唇裂和腭裂

如果婴儿只有单纯的唇裂，喂养可能不是一个特别严重的难题；但若存在腭裂，婴儿会出现明显的进食困难。母乳喂养医学会建议，对于单侧唇裂婴儿可选择橄榄球式或交叉式哺乳体位。而橄榄球式体位较交叉式体位更有利于婴儿衔接，母亲托起乳房的手堵住患儿唇裂处，减小裂口宽度，使其形成密闭空间，婴儿吸吮时即可形成负压，完成哺乳，同时可避免乳汁反流入鼻腔及咽鼓管。

11. 婴儿哭闹常见原因有哪些?

答 婴儿哭闹常见原因:

(1) 不舒服:衣着不适,室温过冷、过热,未及时更换尿布等都会引起婴儿哭闹。

(2) 生病或疼痛:这时哭声和平时不同,会伴有患病的一些表现,如吃奶量减少或拒奶,呕吐、腹泻、发热、反应差等,需要母亲注意分辨。

(3) 生活规律被打乱:来访者太多或活动过多可使婴儿感觉疲乏,环境变换可引起不适等。

(4) 生长太快引起的饥饿:有时婴儿在几天里显得特别饿,可能是因为其长得比以前快了。其频繁要求吃奶,这一现象在婴儿2周、6周和3个月左右时最为常见。

(5) 母亲的食物不当:有时母亲吃了某种食物后,婴儿就烦躁,这是因为食物中的某些物质会排入乳汁。任何食物都可能引起上述现象,但无法明确哪些食物母亲不能吃,

第七章 母乳喂养中婴儿常见问题

只能靠自己多加注意。母亲饮食中某些食物所含蛋白质可能引起婴儿过敏,像牛奶、黄豆、蛋类或花生都可能引起上述问题。

12. 新生儿口腔黏膜出现乳白色,微高起斑膜,周围无炎症反应,形似奶块,是正常的吗?

答 不正常,这是新生儿鹅口疮。新生儿口腔黏膜若出现乳白色,微高起斑膜,形似奶块,但周围无炎症反应,此为鹅口疮。鹅口疮是临床常见的一种口腔炎症,主要是由口腔念珠菌感染引起的口腔黏膜炎症,好发于春秋季节。

鹅口疮作为婴幼儿多发疾病,以下情况均可引起:母亲阴道存在霉菌感染;奶瓶、奶嘴消毒不彻底,或母乳喂养时奶头不清洁;接触念珠菌污染的玩具、食物、衣物;交叉感染;长期服用抗生素。

相关统计数据显示,鹅口疮患病率约为

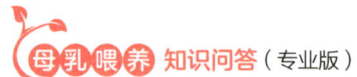

4%，真菌感染后在口腔黏膜等表面会生成白色斑膜，好发于营养不良、慢性腹泻、长时间使用肾上腺糖皮质激素及抗生素的儿童。轻微感染患儿无明显白斑及疼痛感，严重感染患儿可出现哺乳困难、烦躁不安、啼哭、胃口不佳等临床症状。

有研究报道，若未及时进行治疗，受损黏膜可扩大，蔓延至牙龈、扁桃体、支气管、食管、咽部等部位，引起肺念珠菌病、念珠菌性食管炎，甚至继发其他细菌感染，引起败血症。针对鹅口疮患儿，主要通过制霉菌素片外涂口腔，其可有效结合真菌细胞膜上甾醇，改善细胞膜通透性，促使胞内物质流失，发挥抗菌效果。

13. 鹅口疮患儿是否可以母乳喂养？有哪些注意事项？

答 鹅口疮患儿可以进行母乳喂养。

母乳喂养时母亲需要注意手卫生及保持

第七章 母乳喂养中婴儿常见问题

乳房清洁卫生,避免细菌通过乳头传播给婴儿。对人工喂养或混合喂养婴儿,应注意定期消毒奶具、餐具和玩具,可用开水煮 5 分钟,尽可能避免婴儿接触病菌,以有效降低婴儿患鹅口疮的概率。

口腔内局部用药可在两次喂奶间隔期间进行;婴儿口腔或母亲乳头疼痛时也可将奶挤出来,再用匙喂。

另外也要注意鹅口疮的预防,比如日常饮食中,注意婴儿的营养补充,多让婴儿食用富含维生素 B_2、维生素 C 的食物,如动物肝脏、蛋黄、胡萝卜、鱼、芹菜、橘子、猕猴桃等,增强婴儿机体免疫力;给婴儿喂奶之后可再喂几口温开水,以有效清除婴儿口腔中遗留的奶汁,防止霉菌生长和繁殖,同时还能将细菌及时排出;定期清洗和晾晒婴儿被褥,可将被褥放置于太阳下暴晒,以防止病菌的传播。

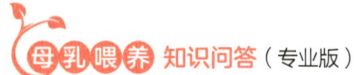

参考文献

[1] 中华预防医学会儿童保健分会. 婴幼儿喂养与营养指南[J]. 中国妇幼健康研究, 2019, 30(4): 392-417.

[2] 阿衣加马力·木合塔尔, 苏雅洁, 杨蛟, 等. 新生儿期肌张力低下49例患儿的遗传学特征及预后[J]. 中国小儿急救医学, 2021, 28(8): 668-672.

[3] 中华医学会儿科学分会康复学组, 重庆医科大学附属儿童医院, 西安市儿童医院, 等. 儿童肌张力障碍临床康复实践中国专家共识[J]. 中国实用儿科杂志, 2023, 38(1): 1-15.

[4] 中华医学会儿科学分会新生儿学组. 新生儿低血糖临床规范管理专家共识(2021)[J]. 中国当代儿科杂志, 2022, 24(1): 1-13.

[5] 丁国芳, 张苏平, 姚丹, 等. 我国部分地区正常新生儿黄疸的流行病学调查[J]. 中华儿科杂志, 2000, 38(10): 624.

[6] 卞晓琴, 朱元卫, 黄玲. 新生儿黄疸的常见原因分析[J]. 中外医学研究, 2015(20): 142-143, 144.

[7] 陈素梅, 李明霞. 晚发型母乳性黄疸发病机制新进展[J]. 中国新生儿科杂志, 2015, 30 (2): 152-154.

[8] 石海霞. 蓝光照射治疗新生儿黄疸的护理方法与效果观察[J]. 饮食保健, 2020, 7 (9): 155-156.

[9] 刘芳. 早期护理干预在新生儿黄疸中的临床应用效果观察[J]. 中国现代医生, 2020, 58 (22): 156-158.

[10] 吴敏, 石冰. 唇腭裂婴儿母乳喂养的研究进展[J]. 国际口腔医学杂志, 2021, 48(3): 269-273.

[11] 王玲燕, 冯杏君. 哺乳体位护理研究进展[J]. 护理学杂志, 2020, 35 (22): 101-104.

[12] 吴亚旭. 婴儿哭闹及拒绝母乳喂养的

原因分析及处理方法[J].中国保健营养(下旬刊),2013,23(12):7666.

[13]张茜.转移因子口服液联合双歧杆菌胶囊对鹅口疮患儿症状改善及预后的影响[J].山西医药杂志,2019,48(14):1692-1694.

(刘玲芳　蒲镜羽)

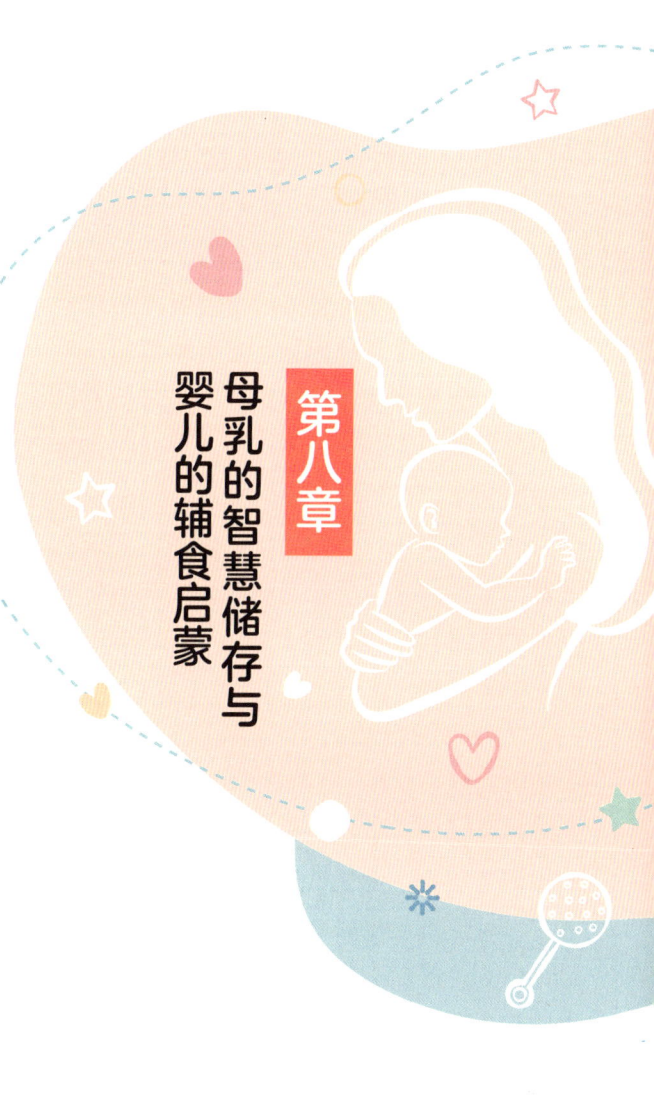

第八章 母乳的智慧储存与婴儿的辅食启蒙

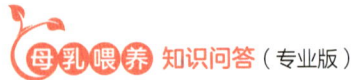

1. 婴儿什么时候可以开始添加辅食?

答 婴儿出生 6 个月后可以开始添加辅食。

婴儿出生后 6 个月内纯母乳喂养与 6 个月后辅食的及时合理添加,是影响婴幼儿生长发育和健康状况的重要因素。当母乳不足以满足婴儿的营养需求时,应在婴儿的饮食中添加辅食。合理地添加辅食,对于 6～24 个月的婴儿来说,极为关键,他们需要摄入足够的营养。这个阶段是许多婴儿开始营养不良的时期,以致 12 个月以下婴儿营养不良的发生率偏高。

(1) 6 月龄婴儿及时合理添加辅食有助于预防其生长发育迟缓和缺铁性贫血的发生,此时也是预防其成年后罹患营养相关慢性病的机遇窗口期。婴幼儿在出生前 6 个月的铁需求,可通过出生时的储备及母乳喂养来满足,但 6 月龄后需铁量会大大增加,而母乳中的铁含量会随着哺乳的进行而逐渐下降,

第八章 母乳的智慧储存与婴儿的辅食启蒙

不足以合成所需血红蛋白。母乳所提供的营养,包括能量、蛋白质、维生素A、铁和其他微量营养素,已不能完全满足婴儿生长发育的需要,需要及时添加辅食。辅食添加不足(质量和数量)是导致婴幼儿营养不良的重要原因,而且其不良影响将会持续较长时间,甚至影响成年时体质状况和对慢性病的易感性及未来的劳动潜能发挥。因此,婴儿6月龄后的辅食添加是婴幼儿科学喂养的重要组成部分。

(2)及时添加辅食的好处。

①促进婴幼儿进食、消化功能发育及牙齿萌出:培养良好的饮食习惯,适时添加辅食,使婴儿能够逐渐适应不同的食物和对食物的感知,促进味觉发育,锻炼咀嚼、吞咽功能,促进牙齿萌出,增强消化功能,而且对避免挑食、偏食等都有重要意义。同时,随着年龄的增长,适时添加多样化的食物,能帮助婴幼儿顺利实现从哺乳到家常饮食的过渡。

②促进婴幼儿心理行为发育：从被动的哺乳逐渐过渡到婴幼儿自主进食，是婴幼儿心理和行为发育的重要过程。在这一过程中，辅食添加发挥了基础作用。同时，喂食、帮助婴幼儿自己吃饭及与家人同桌吃饭等过程都有利于亲子关系的建立，有利于婴幼儿情感、认知、语言和交流能力的提升。

③促进婴幼儿动作协调功能发育：通过不同质地辅食添加过程和培养婴幼儿自己进餐，使用勺、碗、杯子等进餐工具，锻炼婴幼儿的眼、手、口的动作协调性，有助于婴幼儿大脑和神经系统的发育。

（3）婴幼儿的生长发育及对添加食物的适应性存在一定的个体差异，添加辅食的时间、种类、数量及快慢等应根据婴儿的具体情况灵活掌握，循序渐进。对于大多数婴儿来说，满6个月是开始添加辅食的适宜年龄，其理由如下：①对别人吃的东西感兴趣，并且能够自己拿食物。②喜欢将一些东西放到

第八章 母乳的智慧储存与婴儿的辅食启蒙

嘴里。③能更好地控制舌头,使食物在口中移动。④开始通过上下颌的张合运动进行咀嚼。

(4)当婴儿出现下列3种情况时,可以提前添加辅食,但不应早于4个月。①母乳已经不能满足婴儿的需求,婴儿体重增加不理想。②婴儿有进食欲望,看见食物会张嘴期待。③婴儿口咽已经具备安全地接受、吞咽辅食的能力。

(5)过早(4个月前)、过迟(8个月后)添加辅食均会造成不良影响。

过早添加辅食的危害:减少婴儿的母乳摄入量;给予方便喂养的稀粥或汤易导致婴儿能量和营养素摄取不足;婴儿的肠道免疫功能还没有完全发育成熟,摄取母乳量减少会使婴儿通过母乳获得的保护因子减少,从而使其患感染性疾病(如肺炎、腹泻等)的风险增加;辅食不如母乳清洁或难以消化,增加了婴儿发生腹泻的风险,导致婴儿生长发育迟缓；婴儿如不能很好地消化吸收非母乳蛋白，过敏性疾病的发生风险等会增加。

过迟添加辅食的危害：如果过迟添加辅食，可能错过婴儿味觉发育敏感期，导致婴儿更多地依赖母乳获得其所需的能量和营养，除了发生营养不良（生长迟缓）和贫血的风险明显增加，以后还容易发生喂养困难，甚至吞咽与咀嚼困难。已有越来越多的证据表明，辅食期间的健康喂养方式对获得最佳的生长、身体成分、神经发育、健康的食物偏好及肠道微生物群的组成和功能等均具有短期和长期的积极影响；而且充足和健康的辅食还可以降低感染、过敏、1型糖尿病、乳糜泻和非传染性疾病的发生风险。

综上所述，婴儿成长到一定阶段后，单吃母乳已不能满足他们的需要，需要进食各种营养丰富的食物，以摄取生长和发展所需营养。辅食能给予婴儿母乳不能提供的营养物质。添加辅食能与母乳喂养相辅相成。提

第八章 母乳的智慧储存与婴儿的辅食启蒙

前了解好婴儿辅食添加的相关信息,做好充分的准备,才能够帮助婴儿顺利地从母乳阶段过渡到辅食阶段。

2. 常用的母乳消毒方法有哪些?

答 母乳消毒方法有冷冻融化消毒法、巴氏消毒法、高压消毒法、超声波消毒法、紫外线消毒法、微波消毒法。其中冷冻融化消毒法及巴氏消毒法应用较为广泛,其他方法尚处于研究阶段。

一般情况下,母亲直接用乳房哺乳即可,无须进行母乳消毒,但是有时候母亲患有某些感染性疾病或者母婴分离时,乳汁再利用是需要消毒的。

(1)冷冻融化消毒法:将母乳储存在低于 -20℃ 的冰箱冷冻,1~3天后经 38~42℃ 融化。冷冻储存母乳能最大限度保留生物及免疫活性物质,其储存条件易满足、方便,成了母乳常用的消毒方式。

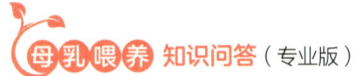

（2）巴氏消毒法：也称低温消毒法、冷杀菌法，是一种利用较低的温度杀死病菌的同时保持物品中营养物质、风味不变的消毒法。对于极低出生体重早产儿或免疫缺陷患儿，母乳使用巴氏消毒处理后再喂养更为安全。

（3）高压消毒法：高压消毒法是指在密闭容器内，以水为介质对液体施以400～600MPa 的压力，从而杀死其中几乎所有的细菌、霉菌和酵母菌，且不会破坏营养成分和风味。其机制是通过破坏菌体蛋白质中的非共价键，使蛋白质高级结构被破坏，引起蛋白质凝固及酶失活。超高压还可造成菌体细胞膜破裂，菌体内化学组分外流等多种细胞损伤，这些因素综合作用导致微生物死亡。

（4）超声波消毒法：超声波是频率在20kHz 以上的声波，是一种机械振动在媒质中的传播过程。当超声波强度超过某一空化阈值时,在液体中产生空化现象,即液体中微小的泡核在超声波作用下被激活,表现为泡核的振荡、生长、收缩及崩溃等一系列力学过程,该过程中会产生高达 $108N/m^2$ 的冲击波,可使细菌和病毒丧失毒力,甚至会使细菌形态结构破裂和溶解。发生空化效应时形成的少量自由基也能破坏 DNA 之类的生物物质,使微生物死亡。由于超声波频率高、波长短、方向性好、功率大、穿透力强,能引起空化效应和一系列的特殊效应,如热学效应、生物效应等。研究表明,超声波消毒法在杀灭病原菌的同时,能有效保留母乳中各种生物活性物质,但其对复杂细菌的杀灭效果不明显,故超声波单独使用时杀菌效果不理想,常需与其他方法联合使用。与传统巴氏消毒法比较,对母乳进行超声波与热效应联合处理,大肠杆菌与表皮葡萄球菌的灭活率更高,而 sIgA、溶菌酶、乳铁蛋白等的活性可以更好地保留。超声波消毒法已在很多国家和地区普遍应用。超声波消毒法适用于果蔬汁饮料、酒类、牛奶、矿泉水、酱油等液体食品的消毒。其在母乳消毒方面也有很大的发展前景，有待进一步的研究评估。

（5）紫外线消毒法：利用适当波长的紫外线破坏微生物机体细胞中的 DNA 或 RNA 的分子结构，造成生长性细胞死亡和（或）再生性细胞死亡，达到消毒的效果。一般波长为 225～275μm、峰值为 254μm 的紫外线光谱具有很高的能量。紫外线消毒作用较强，但对物体的穿透能力很弱，因此在对液体进行消毒时，要求液体深度＜2cm，使液体流经时接受 90000μW•s/cm² 或以上的照射剂量才能达到消毒效果。目前紫外线消毒法已广泛用于饮用水、纯净水等的消毒，是一种新兴的食物消毒方法。母乳消毒很难应用紫外线消毒法是由于其高吸收系数，总固体物浓度增加，从而限制了光子穿透深度。然而这种限制在母乳以涡流形式通过紫外线源照射

第八章 母乳的智慧储存与婴儿的辅食启蒙

后可以得到克服。因此紫外线消毒法可作为一种可行的捐献母乳的消毒方法,以替代巴氏消毒法。

(6)微波消毒法:微波消毒法是近年来新兴的母乳消毒技术。微波加热过程中因水分流失较大,对于新生儿喂养是否安全仍有待探讨。

综上所述,冷冻消毒法和巴氏消毒法可作为母乳消毒处理的常规措施。

3. 如何正确解冻和加热母乳?

答 母乳常用的解冻、加热方法有两种,即隔水烫热法和温奶器加热法。

母乳是婴儿最好的食物,当母婴分离或者乳汁太多等时,都需要挤奶后把乳汁收集储存,按喂养时间需求,以冷藏或者冷冻的方式储存起来,正确解冻和加热后再喂养。

(1)隔水烫热法:如果是冷藏母乳,将盛有母乳的容器放进40℃温热的水里浸泡。

浸泡时,要时不时地晃动容器使母乳受热均匀。如果是冷冻母乳,要先放在常温下或冰箱冷藏室化冻,然后再像冷藏母乳一样隔水烫热。

(2)温奶器加热法:把温奶器的温度设定在40℃,隔水加热母乳。如果是冷冻的母乳,可能会出现分层的现象,这是正常的,只要在喂食前轻轻摇晃将其混合均匀就可以。

错误的解冻及加热方法:沸水解冻加热法、微波炉解冻加热法。这两种方式都容易导致母乳中的生物活性成分变性和失活,降低脂肪含量。另外,使用微波炉解冻母乳容易造成加热不均匀,导致烫伤。

解冻后的母乳应当在 24 小时内喂完,不能反复冻存,以免造成微生物污染,导致婴儿感染。

4. 挤出来的母乳应该如何储存?

答 挤出来的母乳可以通过容器收集,在

第八章 母乳的智慧储存与婴儿的辅食启蒙

冷藏或冷冻条件下储存。

母乳含有大量不同类型的营养素,可以促进婴幼儿的智力发育和身体发育。在母婴分离等情况下,母乳喂养也可以通过母乳收集和储存来实现。

(1)准备好储存容器:需要干净、干燥、可密封的食品级容器,不需要无菌。建议使用聚丙烯塑料材质的储奶袋和储奶瓶,避免选择含有BPA的储奶袋或储奶瓶。有研究发现,BPA会在高温加热时渗入乳汁,对婴儿的健康造成危害。储奶袋要选择结实耐用、封口密封条品质好的。储奶袋实用性高,一般常用的为一次性储奶袋。

虽然储奶袋平放能节省空间,但能够立着放的储奶袋往往更结实,也能避免被冰箱内的其他物品挤压,减少储奶袋之间粘连的风险。同时,在回温加热时,能够稳定直立放置的储奶袋可减少奶渗漏和封口被水污染的风险。

（2）计划好储存量：在收集母乳时，分装的体积应适宜，按照婴儿每餐的食用量进行收集。收集母乳后需要妥善储存母乳，如果要冷冻储存，需要注意在容器的顶端保留一定的空间，因为乳汁结冰时体积会增大。母乳体积不应该超过储存容器体积的 3/4。

母乳最好现挤现用，分次挤出的母乳应分次存放，不能混合于一袋。为方便挤奶时装奶及减少对储奶袋的污染，建议挤奶时先用消毒过的宽口瓶装奶，挤奶完毕后，再将乳汁一次性倒入储奶袋内。

（3）标识清楚：在装好母乳的储奶袋上贴上标签，标签上应标明日期、时间、奶量，并立即放冰箱储存。

（4）单独放置：如果条件允许，使用单独储存母乳的冰箱，如果条件不允许，应放置于单独一格，有相对独立的空间。注意母乳与冰箱中的其他物品分开放置，避免母乳被污染致细菌生长。在没有条件的情况下，

第八章 母乳的智慧储存与婴儿的辅食启蒙

可利用冰包或者保温桶进行保存,并尽快将其置于冰箱中进行保存。存放时,按收集时间顺序依次放置。

低温冷藏和冷冻可以降低母乳温度,延缓母乳成分发生生物化学反应,防止微生物繁殖分解。低温保存母乳时长对母乳主要营养素及部分活性因子具有一定影响。冷藏母乳:2~8℃时,可保存4天。母乳各种成分是随着乳母种族、生活地域、饮食习惯及不同泌乳阶段而不断变化的。因母乳中细胞因子成分及相互作用的复杂性,低温保存新鲜母乳时各细胞活性因子也会出现不一致的变化趋势。从免疫活性物质方面来考虑,建议母乳-18℃冷冻保存不超过6个月。母乳储存温度、时间及其注意事项详见表8-1。

表 8-1 母乳储存温度、时间及其注意事项

温度	储存时间	注意事项
16~26℃	新鲜母乳理想储存时间：4小时；可接受的储存时间：6~8小时（在非常干净的条件下）	如在此期间并不食用，需要尽快冷藏或冷冻储存
	冷冻解冻 24 小时后的母乳：2 小时	
	加热喂过（未喝完）的母乳：喂完奶后 1~2 小时	
27~32℃	新鲜母乳：4 小时	
	冷冻解冻 24 小时后的母乳：2 小时	
	加热喂过（未喝完）的母乳：喂完奶后 1~2 小时	
-15~4℃（冰包）	新鲜母乳：24 小时	

第八章 母乳的智慧储存与婴儿的辅食启蒙

续表

温度	储存时间	注意事项
4℃（冷藏）	新鲜母乳理想储存时间：4天；可接受的储存时间：5～8天（在非常干净的条件下）	独立空间保存（降低破损风险）：初乳中的许多免疫因子，如IgA、细胞因子和生长因子在冷藏48小时内不会减少
	冷冻解冻的母乳：24小时	
-18℃（冷冻）	新鲜母乳理想储存时间：6个月；可接受的储存时间：12个月	冷冻90天后，脂肪、蛋白质和热量会减少，酸度增加，活性因子随冷冻时间延长而减少

必须严格管理母乳储存，并根据实际需要收集、储存母乳，以避免母乳发生污染，保证母乳的质量。

5. 婴儿为什么不能随意喝配方奶？

答 婴儿随意喝配方奶，对婴儿有多方面

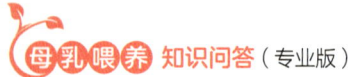

的伤害。

（1）由于配方奶不容易消化，缺乏母乳所含的抗体，生产、加工及配制过程中容易被污染，易引起感染和过敏性疾病等，如新生儿耳部感染、腹泻或便秘、肺炎、婴儿猝死综合征。

（2）早期添加配方奶会导致新生儿吸吮次数减少、吸吮能力减弱，从而使母亲乳汁分泌减少，导致母乳不足。

（3）奶瓶喂养会增加婴儿乳头混淆风险，影响纯母乳喂养的成功率。

（4）远期还增加了婴儿患肥胖、糖尿病、哮喘和过敏反应、癌症的风险。不推荐母乳喂养顺利的新生儿添加配方奶。

（5）早期加配方奶可能会导致母乳不足、母乳喂养失败、婴儿湿疹、过敏反应、便秘、感染等。

婴儿在 6 个月前，没有加辅食时是不需要喝糖水的，更不能随意添加配方奶。只给

第八章 母乳的智慧储存与婴儿的辅食启蒙

婴儿喂哺母乳,不给予其他任何液体或固体食物。

6. 哺乳期母亲需要哪些营养?

答 哺乳期母亲膳食指南在一般人群膳食指南基础上增加了以下 5 条内容:

①增加富含优质蛋白质及维生素 A 的动物性食物和海产品,选用碘盐;

②产褥期食物多样、不过量,重视整个哺乳期营养;

③愉悦心情,充足睡眠,促进乳汁分泌;

④坚持哺乳,适度运动,逐步恢复适宜体重;

⑤忌烟酒,避免浓茶和咖啡。

哺乳期女性的膳食摄入,不仅要满足自身健康的需要,还要通过影响母乳成分进而影响婴儿健康。每天泌乳量 600 ~ 1000mL,消耗能量 390 ~ 650kcal。

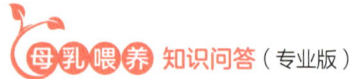

安排哺乳期妇女的膳食可以参考以下几点：

（1）产后头几天膳食宜清淡、易消化。

正常分娩后，产妇第一餐可进食适量易消化的半流质食物，第二餐可用正常膳食。有些产妇在分娩后的最初 1～2 天，感到疲劳无力或肠胃功能较差，可安排较清淡、稀软、易消化的食物，如面片、馄饨、粥、蒸或煮的鸡蛋及煮烂的肉菜，之后再过渡到正常膳食。

分娩时，若有会阴Ⅲ度撕伤，缝合后 1 周左右，应安排无渣或少渣膳食。肛门括约肌也会有断裂，成型大便通过肛门时会使缝合的肛门括约肌再次撕裂，给产妇带来痛苦，影响伤口愈合。

剖宫产一般是局部麻醉，对胃肠道的影响较轻，术后一般给予流食，但忌用牛奶、豆浆、含大量蔗糖等胀气食物；肛门排气后可恢复正常饮食。对于采用全身麻醉或手术

第八章　母乳的智慧储存与婴儿的辅食启蒙

较复杂的剖宫产术后女性,其饮食需遵医嘱。

(2)食物多样不过量,保证营养均衡。

产褥期膳食无需特别的禁忌,应安排由多样化食物构成的平衡膳食,以保证产褥期女性对能量和各种营养素的需要。每天的膳食应包括粮谷类、鱼禽蛋类、蔬菜和水果类、豆类及其制品、奶类及其制品等。

我国部分地区传统月子习俗中,食物过于单调,每天只给产妇吃鸡蛋、鸡肉、红糖或小米等,蔬菜、水果等选择很少,这样的月子膳食结构不合理,营养素供应不全面,容易导致产妇某些营养素缺乏,或能量过剩,不利于产后恢复。在注意多样化的同时,特别应注意产妇要"食不过量"。能量摄入过多,是传统月子习俗中的常见问题,并不利于母体产后恢复,且会造成产后体重滞留,是女性远期肥胖、心血管疾病的危险因素。

(3)适量增加优质蛋白质的摄入。

产褥期女性不仅需要恢复自身的健康,

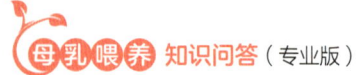

还要分泌乳汁,喂养婴儿。适量增加鱼、禽、蛋、瘦肉等动物性食物,可提供丰富的优质蛋白质、重要的矿物质和维生素,有助于确保乳汁分泌。因此,产褥期可比未妊娠时适当多吃一些,前提是有足够的乳汁分泌。如果条件有限或受饮食习惯制约,可部分采用富含优质蛋白质的大豆及其制品替代。注意,动物性食物摄入要适量。过度摄入动物性食物是产后体重滞留的原因之一,且可能会导致蔬菜、水果等其他食物的摄入量减少,致使维生素、矿物质和纤维素缺乏。同时,应适当安排一些动物肝脏、动物血、瘦肉等含铁丰富的食物(如每周吃1~2次动物肝脏,总量达85g猪肝或40g鸡肝),以预防或纠正缺铁性贫血及补充维生素A。丰富的海产品尤其是鱼虾类可以为哺乳期女性提供包括蛋白质、维生素和DHA在内的多种营养物质,还富含ω-3多不饱和脂肪酸;贝壳类食物富含锌,海带、紫菜富含碘,哺乳期女性多吃

第八章 母乳的智慧储存与婴儿的辅食启蒙

这些食物,可通过乳汁将这些营养素传递给婴儿,对婴儿生长发育及智力发育有益。

哺乳期女性应该避免食用某些含有大量汞的鱼类,汞是一种可通过乳汁进入婴儿体内的重金属元素,对婴儿的脑部和神经系统可造成不可逆的损伤。含有大量汞的鱼类包括鲨鱼、剑鱼、大鲭鱼、青花鱼、方头鱼等。母亲可进食含汞量少的鱼肉和其他海产品,如虾、淡金枪鱼罐头、鲑鱼、鳕鱼、鲶鱼,但每周不要超过 2 次。有过敏史的母亲应回避有过敏风险的食物。如果婴儿出现湿疹等过敏现象,要回避深海鱼虾类食品。

(4)注意粗细粮搭配,重视新鲜蔬菜、水果的摄入。

产褥期,主食不能只吃精米、精面,应该粗细粮搭配,常吃一些粗粮、杂粮和全谷类食物,以保证维生素 B_1 等营养素的供给,以利于肠道健康。新鲜蔬菜和水果含有多种维生素、无机盐、膳食纤维、果胶、有机酸等成分，可增进食欲，增加肠蠕动，防止便秘，是产褥期膳食中不可缺少的食物。产褥期女性由于产后腹肌松弛，卧床时间长，运动量少，致使肠蠕动变慢，更容易发生便秘，导致痔疮等疾病发生。加之传统月子习俗忌生冷食物，我国产褥期女性常被禁食蔬菜、水果，结果造成了维生素C、维生素B_2等微量营养素的缺乏。为此，产褥期膳食安排要纠正月子里忌蔬菜、水果的习俗。每天应保证摄入蔬菜、水果500g以上（绿叶蔬菜和红黄色等有色蔬菜占2/3）。必要时，可在医生指导下服用维生素、矿物质及膳食纤维补充剂。

（5）正确认识产褥期膳食对母乳分泌的作用，足量饮水，根据个人饮食习惯可多喝汤汁。

产褥期女性由于分娩时体液流失多，基础代谢较高，出汗多，加上分泌乳汁，需水量高于一般人。故产褥期膳食应注意水分补充，足量饮水，保证乳汁分泌量。可根据个人饮食习惯,适当多食用易消化的带汤的炖菜,以提升饮食舒适度和补充水分。值得关注的是,母乳中的蛋白质、脂肪和乳糖浓度,虽存在个体间和阶段性变化差异,但其差异与膳食状况无明显相关性,母乳中钙、锌和铁含量也不受膳食含量的影响。通过大量摄入肉、禽、鱼、蛋等动物性食物提高母乳中这些营养素的含量,是一个误区。母乳中的必需脂肪酸、脂溶性和水溶性维生素含量,主要取决于母乳膳食摄入量,其最重要的保证措施是多样化的平衡膳食。

(6)适当增加奶类等含钙丰富的食物。

产褥期女性正常哺乳时,每天随乳汁分泌约200mg的钙。尽管乳汁中的钙不受膳食中钙含量的影响,但钙摄入不足时,会动员母亲自身的骨钙来维持乳汁中钙含量的稳定。推荐哺乳期女性每天钙摄入量为1000mg。奶类及其制品含钙丰富而营养成分齐全,且易于吸收利用,是哺乳期补钙的最好食物来源。

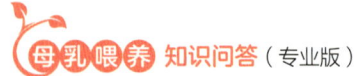

若每天饮奶量达 500mL（可获得约 540mg 的钙），加上深绿色蔬菜、豆制品等含钙丰富的食物，母亲比较容易达到钙推荐摄入量。如奶类摄入达不到上述推荐量，则需经营养师评估后适当补充钙制剂。为增加钙的吸收和利用，建议补充适量的维生素 D（每天 400μg）或进行适当的户外活动。为了弥补膳食不足，可以选择适当的营养素补充剂，如 DHA（每天 200mg）、维生素 A（每天视黄醇 500～1000μg）等。

其实，饮食除了提供营养，还承载了心理愉悦、饮食文化、家庭生活及家庭伦理等诸多内涵。因此，无论从个人饮食习惯，还是从家庭生活、当地社会文化角度看，产褥期膳食的食材选择、加工烹调方式及食用方法，只要不与健康膳食原则相冲突，在营养、食品安全等方面不对女性身心产生不利影响，均可依从个人饮食爱好和当地习俗予以安排。

（7）不宜饮酒及大量的咖啡、茶等。

第八章 母乳的智慧储存与婴儿的辅食启蒙

哺乳期女性饮酒时,乙醇可通过乳汁进入婴儿体内。母亲在饮酒后,应等待2小时后再哺乳。而部分咖啡因也可通过乳汁进入婴儿体内,如果母亲每天喝咖啡超过3杯,会使婴儿出现烦躁或难以入睡,甚至产生睡眠障碍并影响系统发育。因此,为了母婴健康,哺乳期女性最好避免摄入酒精、大量的茶和咖啡。

(8)避免使用某些药物。

部分药物可影响母亲的乳汁生成量或对喂养儿造成伤害。例如,某些激素类口服避孕药可使乳汁生成减少。母亲因病需要服药时,不可盲目服用,需要在医生指导下确认该药在母亲哺乳时使用安全。如果哺乳期女性必须服用某些可能影响婴儿的药物,需要考虑中止母乳喂养。

参考文献

[1] 王杰,黄妍,卢友锋,等. 6月龄内

纯母乳喂养与6月龄后及时合理添加辅食同等重要[J].中国妇幼健康研究,2021,32(12):1812-1816.

[2] 李美霞,冯琪.早产婴儿辅食添加:意大利新生儿学会、儿科学会和儿科胃肠肝病营养学会联合制定的意见书[J].中华新生儿科杂志(中英文),2023,38(4):255-256.

[3] 王聪.全母乳喂养时长、辅食添加时间与婴幼儿在8月龄和18-36月龄时贫血患病风险的关系[J].世界最新医学信息文摘,2020,20(80):114-115.

[4] 邝桂然,吴锦晖,万卫红,等.合理添加辅食对妊娠期糖尿病妇女的婴幼儿生长发育的影响[J].医学理论与实践,2021,34(17):3046-3048.

[5] 李琳琳.试论婴儿添加辅食的要点[J].临床医药文献电子杂志,2020,7(22):190.

第八章 母乳的智慧储存与婴儿的辅食启蒙

[6] 周文姬，沈永珍，周紫光，等. 融冻与巴氏消毒法对母乳巨细胞病毒感染性的影响 [J]. 海南医学，2023，34（6）：832-835.

[7] 曾建芳，王根妹，曹卫洁. 巴氏消毒法对母乳库母乳营养成分影响的研究进展 [J]. 全科护理，2018，16（4）：413-416.

[8] 王鹏，韩树萍. 母乳消毒方法的研究进展 [J]. 中国医学前沿杂志（电子版），2015（6）：11-15.

[9] 吴玉兰. 母婴分离后母乳储存的护理进展 [J]. 实用临床护理学电子杂志，2018，3（49）：192-193.

[10] 王书兰，孙秀红，孙智勇，等. 不同温度和容器保存对新鲜母乳成分的影响 [J]. 中华新生儿科杂志，2020，35（4）：276-280.

[11] 中华预防医学会儿童保健分会. 婴幼儿喂养与营养指南 [J]. 中国妇幼健康研究，2019，30（4）：392-417.

[12] 张玉梅, 赵艾, 杨晨璐, 等. 中国10城市乳母膳食摄入与营养健康状况研究 [J]. 中国食品学报, 2022, 22 (3): 1-7.

[13] 岳微, 韩欣芮, 陈善霞, 等. 哺乳期妇女膳食营养管理的最佳证据总结 [J]. 护理学杂志, 2022, 37 (4): 16-20.

[14] 罗小琴, 余文璐, 李国华, 等. 孕哺期补充多种微量营养素补充剂对母婴健康影响的研究进展 [J]. 中国食物与营养, 2022, 28 (12): 77-82.

（刘玲芳　苏立梅）

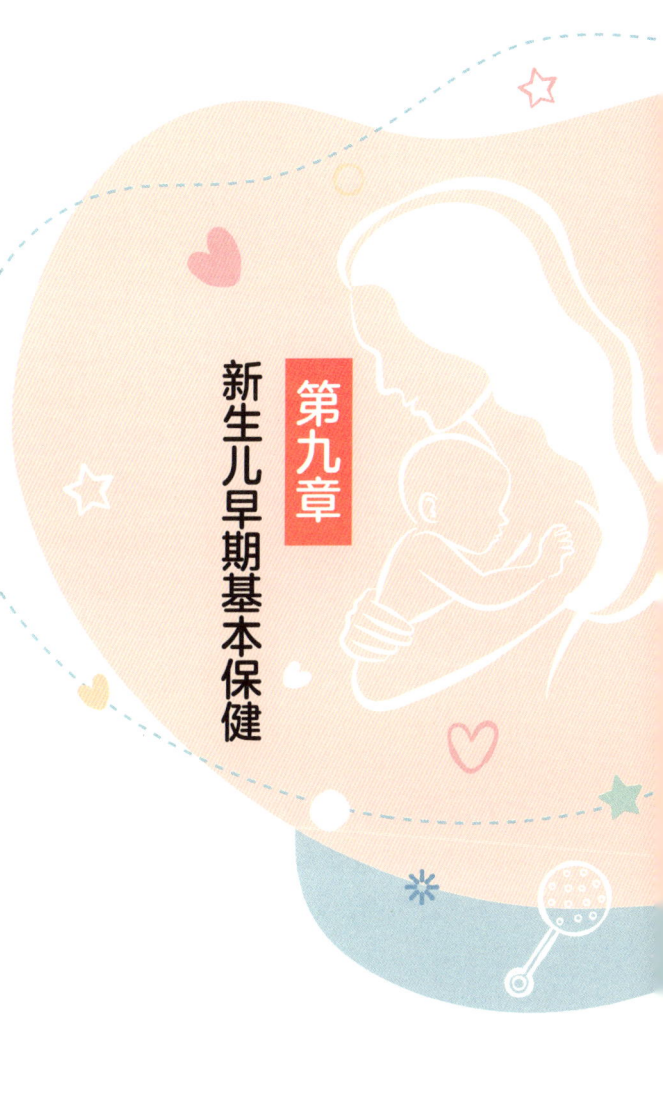

第九章 新生儿早期基本保健

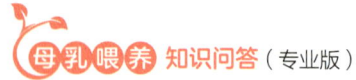

自出生后脐带结扎起至出生后 28 天,称新生儿期。这一时期新生儿脱离母体开始独立生活,内外环境发生巨大变化,但其生理调节和适应能力还不够成熟,易发生体温不升、体重下降的情况,各种疾病如产伤、窒息、溶血、感染、先天畸形等,不仅发病率高,死亡率也高。根据这些特点,新生儿期保健更值得了解与学习。很多母亲尤其是初产妇刚生下新生儿后,目光都离不开新生儿,心里也会好奇我们产房工作人员在对宝贝做些什么?其实在这个过程中,我们是在帮助母亲和宝贝顺利地进行新生儿早期基本保健(early essential newborn care,EENC)。

1. 什么是新生儿早期基本保健?

答 新生儿早期基本保健是指出生时和出生后 3 天内提供新生儿保暖、不间断的皮肤接触 90 分钟、延迟脐带结扎至出生后 1 ~ 3 分钟等内容。新生儿早期基本保健可以有效减少新生儿感染、窒息、低体温的发生。

2. 新生儿早期基本保健的背景和目的是什么?

🅰 2013 年,WHO 制定和发布了《新生儿早期基本保健指南》,内容涵盖了新生儿从出生后即刻开始的基本临床保健技术。为了提高医务人员在新生儿早期基本保健工作中的技能水平,国家卫生和计划生育委员会妇幼健康服务司(简称"国家卫生计生委妇幼司")与联合国儿童基金会合作,于 2016 年引入新生儿早期基本保健指南,开展试点工作。新生儿早期基本保健是整个行动计划的核心技术,涵盖了正常新生儿、早产儿及患病新生儿出生后即刻开始的临床保健技术,同时作为医院进行质量控制和管理的技术流程。《新生儿早期基本保健指南》的制定旨在改变医务人员的行为。该项技术重点关注分娩时和出生后 24 小时内的新生儿保健。

3. 新生儿早期基本保健的核心内容和理论依据是什么?

答（1）WHO 关于新生儿早期基本保健的推荐要点一：分娩前准备。

①分娩前所有的产妇都可以选择是否让家属陪伴和采取何种分娩姿势。

②在分娩过程中对产妇和胎儿进行监测，包括使用产程图。

③对 24～34 孕周的产妇使用类固醇皮质激素预防早产（住院后 1 小时内）。

④胎膜早破使用抗生素。

⑤小于 32 周有早产风险的孕妇使用硫酸镁促进胎儿神经发育。

⑥每个分娩现场都备有新生儿气囊和面罩，并且放在分娩床 2 米之内的距离。

（2）WHO 关于新生儿早期基本保健的推荐要点二：出生后即刻保健。

①出生后立即和彻底擦干（擦干是出生后的第一个护理步骤）。

②不做常规吸痰处理，除非口鼻被阻塞。

第九章 新生儿早期基本保健

③不做胎粪吸引,除非婴儿气道梗阻(擦干之后)。

④出生后立即将新生儿放在母亲腹部,擦干,保暖(覆盖毛巾和戴帽子),保持与母亲皮肤接触至少 90 分钟。皮肤接触的好处包括:保持体温,促进母乳喂养,促进新生儿和母亲的情感交流,促进激素分泌,促进宫缩和胎盘娩出,帮助新生儿建立免疫屏障。

⑤出生后 1~3 分钟内,待脐带停止搏动后再结扎脐带(需要复苏和患病的新生儿除外)。研究表明,延迟断脐近期益处有:降低脑室内出血、新生儿坏死性小肠结肠炎、败血症的发生率;不会增加产后出血风险和延长第三产程;产后 1 分钟通过胎盘增加 80mL 血液,3 分钟增加约 100mL。远期益处有:改善 6 个月铁营养状况;促进神经系统发育。

⑥新生儿出现喂养信号时(流口水、张嘴、舔舌等),即鼓励母亲开始母乳喂养。研究表明,出生后的母乳喂养被推迟 2~23 小时,新生儿死亡的概率增加 40%;推迟 24 小时,

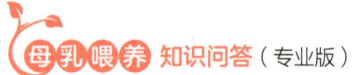

死亡概率增加 80%。

（3）WHO 关于新生儿早期基本保健的推荐要点三：新生儿复苏。

①对于出生后没有自主呼吸的新生儿，彻底擦干后，刺激背部 2～3 次，若仍没有呼吸，则断脐，在 1 分钟内使用自动充气式气囊进行正压通气。

②仅对羊水胎粪污染且没有自主呼吸的新生儿进行气管和口鼻的吸引。

③进行 60 秒有效的正压通气后，要评估心率。

④复苏抢救 10 分钟后若新生儿仍没有心率，停止复苏。

（4）WHO 关于新生儿早期基本保健的推荐要点四：新生儿保健。

①全部常规护理（包括眼部护理、给予维生素 K、注射疫苗和测量体重、身长等）均延迟至第一次母乳完成之后。

②出生后 24 小时内注射第一剂乙肝疫苗和卡介苗。

第九章 新生儿早期基本保健

③保持婴儿始终和母亲在一起,除非有紧急情况。

④脐带断端不放置任何药物和材料,保持脐带断端开放与空气接触。

⑤至少延迟到出生后24小时再给婴儿洗澡。

⑥不要擦除胎脂。有研究显示,出生后不立即擦去胎脂,皮肤的湿润度更高。另一研究显示,出生后不立即擦去胎脂,皮肤表面的pH值更低(抑制细菌的生长)。

(5)WHO关于新生儿早期基本保健的推荐要点五:早产儿和低出生体重儿。

①对体重≤2000g且体征稳定的早产儿,进行袋鼠式护理,并进行母乳喂养和监测并发症。

②对体重≤2000g且体征不稳定的早产儿,或体征稳定但无法进行袋鼠式护理的早产儿,才考虑使用暖箱或保暖台进行护理。

③对经过气管插管和正压通气抢救,且有呼吸窘迫症状的新生儿,使用表面活性剂治疗。

④对有呼吸窘迫症状的早产儿，持续进行正压通气治疗。

4. 新生儿早期基本保健如何进行？

答（1）分娩前准备。

①健康教育。

②人员配备：实施新生儿早期基本保健的专业人员包括助产人员、产科医生、新生儿/儿科医生、护士及医院感染管理人员。建议医疗机构成立新生儿早期基本保健领导小组和专家小组，并指定协调人，就各科室在新生儿早期基本保健实施过程中产生的问题进行指导、沟通和协调，以保证新生儿早期基本保健的顺利实施。

③环境与物品准备：保持产房温度在26～28℃，确保分娩区无空气对流。助产人员接产时，能方便地看到钟表（接产时，对面墙上悬挂带有秒针的钟表或电子表），以便记录时间。接产前，助产人员认真洗手，

第九章 新生儿早期基本保健

依次准备产包、助产相应的器械和物品，以及产后使用的缩宫素，并抽取备用。

④新生儿复苏区准备：以右势手为例，新生儿复苏区应位于助产人员左侧。复苏区可以是辐射保暖台（温度设置为34℃）或提前预热的处置台。复苏区应放置干净的毛巾。检查复苏气囊、面罩和吸引装置等复苏设备是否功能良好。复苏区与产床距离不应超过2米。复苏区和复苏气囊等设备应与产床按1∶1配备，多胎分娩按多胎数目配备复苏区和复苏人员。

⑤监测与沟通：准备物品的同时应对母胎进行密切监测，并根据监测情况及时处理。与产妇多沟通，鼓励产妇选择自己喜欢和舒适的体位，鼓励家属陪伴分娩，向产妇介绍产后即刻需要进行的保健处理措施（包括对产妇和新生儿）。

⑥产台准备：助产人员认真洗手，穿隔离衣，将产单铺于产妇臀下。在产妇腹部放

置一条无菌干毛巾,为擦干新生儿做准备。在便于助产人员拿取的位置(如产妇肩上)放另外一条无菌干毛巾和1个软的新生儿小帽子,给新生儿保暖做准备。为节省处理脐带前更换无菌手套的时间,建议助产人员在准备产台时戴2副无菌手套,并按照方便取用的顺序摆放接产器械,一般按由近到远的顺序摆放。以右势手为例,助产人员面对产床,接产器械台置于助产人员的右侧,由近到远依次摆放止血钳2把、脐带夹1个或脐带结扎绳1根、脐带剪(刀)1把。

(2)新生儿刚出生时的保健措施。

①出生后1分钟内的保健措施:新生儿娩出后,助产人员报告新生儿出生时间(时、分、秒)和性别;立即将新生儿置于母亲腹部已经铺好的干毛巾上,在5秒内开始彻底擦干新生儿,在20~30秒内完成擦干动作。擦干顺序为眼睛、面部、头、躯干、四肢及背部。擦干的过程中快速评估新生儿的呼吸状况。

第九章 新生儿早期基本保健

彻底擦干、刺激后,若新生儿有呼吸或哭声,撤除湿毛巾,将新生儿置于俯卧位(腹部向下,头偏向一侧)与母亲开始皮肤接触。取另一清洁已预热的干毛巾遮盖新生儿身体,给新生儿戴上小帽子。

彻底擦干、刺激后,若新生儿出现喘息或不能呼吸,应立即寻求其他人员帮助。脱掉第一副手套,用无菌止血钳夹住并剪断脐带,迅速移至预热的复苏区开始复苏,务必在1分钟内建立有效通气。新生儿复苏实施参照《中国新生儿复苏指南(2016年修订)》。出生后1分钟内不建议常规进行口鼻吸引,除非有胎粪污染且新生儿无活力时才进行气管内插管吸引胎粪。助产人员检查母亲腹部排除多胎妊娠后,由助手在1分钟内给母亲注射缩宫素,预防产后出血。首选肌内注射,因为肌内注射能更迅速达到药效峰值。

②出生后1~3分钟的保健措施。

第一,皮肤接触:若新生儿状况良好,

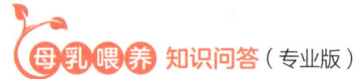

则不要将新生儿与母亲分开,保持新生儿与母亲皮肤接触,除非新生儿出现以下情况:严重胸廓凹陷、喘息或呼吸暂停、严重畸形,或母亲出现医疗状况需紧急处理。建议多胎及剖宫产术时也在出生后立即进行母婴皮肤接触,但这时需要手术医生、麻醉师与助产人员更多的配合及手术设施的调整,并在确保母婴安全的前提下进行。

第二,脐带处理:可在母婴皮肤接触的同时处理脐带。助产人员在接触或处理脐带之前脱掉被污染的第一副手套,务必确保接触或处理脐带的手套和器械是无菌的。如果有其他助手在场,助手需洗手后戴无菌手套处理脐带。

等待脐带搏动停止后(约出生后 1~3 分钟),用 2 把无菌止血钳分别在距脐带根部 2cm 和 5cm 处夹住脐带,并用无菌剪刀在距脐带根部 2cm 处一次断脐。

WHO 指南建议,在医院内分娩严格执行

第九章 新生儿早期基本保健

无菌操作的条件下,不必在脐带断端及周围使用任何消毒剂(除非有感染迹象),不包扎脐带,保持脐带断端暴露、清洁和干燥,这样更有利于脐带脱落。

(3)新生儿出生后90分钟内的保健措施。

①第1次母乳喂养:新生儿应与母亲保持皮肤接触至少90分钟。在此期间需严密观察母亲和新生儿的生命体征及觅乳征象,指导母亲开始母乳喂养。测量体重和身长、体格检查、注射疫苗等常规保健操作应推迟到出生90分钟后进行,以避免干扰母婴皮肤接触和第1次母乳喂养。对出生时生命体征平稳、胎龄>34周或出生体重>2000g的早产儿/低出生体重儿,应鼓励出生后立即进行母婴皮肤接触和母乳喂养;如无并发症,应鼓励母婴同室,并按护理常规进行护理。对胎龄≤34周或出生体重≤2000g的早产儿/低出生体重儿,一旦生命体征平稳,应鼓励

袋鼠式护理及母乳喂养。

②监测生命体征：在母婴皮肤接触过程中应随时观察母婴状态，每15分钟记录1次新生儿呼吸、肤色及其他生命体征等。如果新生儿或产妇出现任何异常情况，则需停止母婴皮肤接触，并进行相应处理。

（4）新生儿出生后90分钟至24小时的保健措施。

在新生儿完成第1次母乳喂养之后，应进行以下保健项目。在接触新生儿时，医护人员、产妇及其家属均要注意执行手卫生、咳嗽礼仪等感染防控措施，接触新生儿前需要洗手。接触期间如遇到污染，应及时洗手，并保持手部清洁。

①新生儿体检。

与母亲核实新生儿的性别后，测量新生儿的身长、体重，并告知母亲/家属测量结果。确定新生儿健康状况，检查内容包括呼吸情况（包括有无呻吟、胸廓凹陷、呼吸急促或

第九章 新生儿早期基本保健

缓慢等呼吸困难）、活动和肌张力、皮肤颜色、脐带外观、有无产伤和畸形等。

②测量体温。

新生儿的正常腋下体温是 36.5～37.5℃。体温在 35.5～36.4℃为低于正常值，需要改善保暖。新生儿应每 6 小时测量 1 次体温。如发现体温异常，应及时处理。

③眼部护理。

《新生儿早期基本保健指南》建议应用预防眼部感染的药物，推荐使用红霉素眼膏，也可使用各地医疗卫生机构批准和推荐的药物。使用红霉素眼膏时，将长约 0.5cm 眼膏从下眼睑鼻侧一端开始涂抹，扩展至眼睑的另一端。另一只眼睛同样用药。眼部护理 1 次用药即可，应确保眼药膏一婴一用，避免交叉感染。如果眼睑发红、肿胀或分泌物过多，需由专科医生诊疗。

④脐部护理。

如果脐带断端被粪便或尿液污染，可用

清洁的水清洗后擦干,保持干燥。如果脐带断端出血,需重新结扎脐带。如果脐带断端红肿或流脓,每天用75%乙醇护理感染部位3次,用干净的棉签擦干。如果流脓和红肿2天内无好转,应转诊治疗。若脐带断端无感染迹象,无需于脐带断端外敷任何药物或消毒剂。不要在脐带断端上缠绷带、盖纸尿裤或包裹其他物体。脐带断端应暴露在空气中,并保持清洁、干燥,以促进脐带断端脱落。

⑤给予维生素 K_1。

对新生儿应常规给予维生素 K_1 以预防出血,剂量为1mg(<1500g的早产儿用0.5mg)。给药方式为肌内注射,注射部位为新生儿大腿中部正面靠外侧。如有产伤、早产、母亲产前接受过干扰维生素 K 代谢的相关治疗,以及需要外科手术的新生儿有出血危险,必须肌内注射维生素 K_1。

⑥预防接种。

新生儿出生后24小时内完成第1剂乙肝

第九章 新生儿早期基本保健

疫苗和卡介苗的接种。疫苗的接种管理应遵循当地卫生行政部门的规定。

（5）出院前新生儿的保健措施。

①母乳喂养。提倡纯母乳喂养至6个月。新生儿出院前需评估母乳喂养情况。告知母亲，如有喂养困难，应及时联系医护人员。

②保暖和洗澡。母婴同室应保证室温在22～24℃，鼓励母亲多与新生儿进行皮肤接触。不要擦掉胎脂。出生后不要立即给新生儿洗澡，应在出生24小时后洗澡，或用湿布给新生儿擦洗。给新生儿洗澡时，应保证室温在26～28℃。护理新生儿的医护人员或家庭成员要注意手卫生、咳嗽礼仪等感染防控措施，规范洗手。住院期间不必每天洗澡，可每天用温热的湿毛巾擦洗新生儿的面部、颈部和腋下。若臀部被粪便污染，可用温水清洗臀部，并彻底擦干。

③及时处理主要的危险症状。主要的危险症状包括吃奶差、惊厥、呼吸加快（呼吸

频率≥60次/分钟)、三凹征、四肢活动减少、体温>37.5℃或<35.5℃。如果出现以上任何一个症状,考虑可能存在严重疾病,应按临床常规及时处理。

④出院指导。

5. 为什么剖宫产分娩的新生儿也要进行新生儿早期基本保健?

答 新生儿早期基本保健是一系列基于循证依据的干预措施。研究提示,对于剖宫产分娩的新生儿进行母婴皮肤接触和延迟脐带结扎也可以提高母乳喂养率,并减少新生儿并发症。目前,关于剖宫产分娩的新生儿进行新生儿早期基本保健的文献相对较少。对剖宫产分娩的新生儿有必要提供新生儿早期基本保健,以进一步提高新生儿早期基本保健的覆盖率,从而提高新生儿母乳喂养率,改善新生儿结局。

第九章 新生儿早期基本保健

6. 剖宫产分娩的新生儿早期基本保健如何实施?

答 （1）剖宫产术前准备。

①健康教育：在妊娠期和剖宫产手术前，医生和助产人员应向孕妇及其家属介绍新生儿早期基本保健的内容和注意事项，如母婴皮肤接触和母乳喂养等，使孕妇及其家属了解、接受并积极配合开展新生儿早期基本保健。医护人员应告知孕妇及家属注意手卫生、咳嗽礼仪等感染防护措施，接触新生儿前要洗手。要告知孕妇及其家属如何进行母乳喂养，观察新生儿呼吸、肤色等危险体征，如发现新生儿及产妇异常，应及时通知医生或助产人员。告知新生儿洗澡、脐带护理和疫苗接种等其他保健内容。

②人员配备：剖宫产术新生儿早期基本保健团队应包括产科医生、助产人员、麻醉师和护士、新生儿/儿科医生。团队成员应熟悉新生儿早期基本保健的流程，并且接受

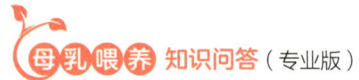

过新生儿早期基本保健标准化培训及考核。在实施新生儿早期基本保健之前,应由团队根据本院情况制定相应的临床实施方案和流程。

③复苏区准备:新生儿复苏区应设置在手术床2米范围内。设备和物品要求与《中国新生儿复苏指南(2021年修订)》一致。

④环境和物品准备。环境要求:除符合剖宫产手术室环境要求外,如果准备进行新生儿早期基本保健,则建议保持手术室室温在25~26℃,同时避免空气对流。物品准备:常规准备剖宫产术所需设备、器械、敷料。此外,需准备2块无菌干净的治疗巾,以及无菌脐带夹,置于器械台。还需准备新生儿包被和帽子,放置于产妇头旁,在母婴皮肤接触时对新生儿进行保暖。

(2)剖宫产术新生儿娩出后即刻保健。

①立即擦干:新生儿娩出后,助产人员立即报告新生儿出生时间和性别。将新生儿

第九章 新生儿早期基本保健

放置于产妇腿部,由术者即刻彻底擦干新生儿。擦干顺序为眼睛、面部、头、躯干、四肢,再将新生儿取侧卧位,擦干其背部。擦干应在20～30秒内完成。随后将新生儿取侧卧位,在新生儿头部和全身盖上干净无菌治疗巾。擦拭过程中应注意检查新生儿的呼吸状况。如果新生儿和产妇无异常,可进行后续新生儿早期基本保健措施。如有异常状况,应立即结扎脐带,并交与手术台下的助产人员/新生儿科医生给予复苏等处理。

②延迟结扎脐带:在新生儿擦干过程中,助手触摸脐动脉,等待脐动脉搏动停止,或出生后1～3分钟结扎脐带。将第1把无菌止血钳夹在距脐带根部2cm处,再将第2把止血钳夹在距离第1把止血钳胎盘侧3cm处。在靠近第1把止血钳的位置剪断并结扎脐带。

③母婴皮肤接触:结扎脐带后,术者将新生儿交给手术台下的助产人员。助产人员将新生儿取俯卧位,置于产妇裸露的胸部,

并将新生儿的头偏向一侧,开始母婴皮肤接触。给新生儿盖上预热的包被,并戴帽子。不要用帽子盖住新生儿面部,以确保能够观察新生儿的面部情况。同时要注意观察新生儿的呼吸和肤色等情况。

在助产人员帮助母婴进行皮肤接触的过程中,根据产妇状态及实际情况,在确保新生儿和产妇安全的前提下,可以引导和协助产妇用手臂护住新生儿。同时,医护人员应持续观察新生儿和产妇的状况,发现异常及时进行相应处理。在进行母婴皮肤接触时,医护人员应观察新生儿是否出现觅乳征象(如张大嘴、流口水、舔舌或嘴唇、寻找或爬行动作等)。当新生儿出现觅乳征象后,医护人员应帮助和鼓励产妇进行乳头含接和母乳喂养。

(3)剖宫产术后新生儿保健措施。

①持续母婴皮肤接触:剖宫产术毕,为确保新生儿安全,医护人员可将新生儿与产

第九章 新生儿早期基本保健

妇暂时分离,待产妇术后移动到手术车上,再将新生儿放置于产妇胸部,继续进行母婴皮肤接触。手术室医护人员将产妇和新生儿一同由手术室送至产后病房,向产后病房医护人员交代相关事项,如新生儿及产妇状况、母婴皮肤接触时间、新生儿是否出现觅乳征象,以及是否已完成第 1 次母乳喂养等。产妇回到产后病房后,可以继续与新生儿进行母婴皮肤接触,应累计进行母婴皮肤接触至少 90 分钟,或完成首次母乳喂养。医护人员应鼓励和协助产妇进行母乳喂养,并告知产妇及其家属注意执行手卫生、咳嗽礼仪等感染防护措施,并在接触新生儿前规范洗手。在母婴皮肤接触过程中,医护人员应随时观察母婴状态,每 15 分钟检查并记录产妇的脉搏、血压、尿量、出血量和宫底高度等状况,同时记录新生儿呼吸、肤色及其他生命体征等。如果新生儿或产妇出现任何异常情况,则需停止母婴皮肤接触,并进行相应处理。

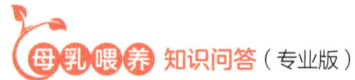

②新生儿体格检查：完成90分钟的母婴皮肤接触或首次母乳喂养后，进行新生儿体格检查。检查时，与产妇核实新生儿性别，测量新生儿身长、体重，并将测量结果告知产妇或家属。同时应确定新生儿健康状况。

③注射维生素 K_1：对新生儿常规肌内注射维生素 K_1 预防出血。一般用量为1mg（出生体重＜1500g的早产儿用量为0.5mg）。注射部位为新生儿大腿中部正面靠外侧。

④脐部护理：若脐带断端无感染迹象，无需在脐带断端外敷任何药物或消毒剂。脐带断端应暴露在空气中，并保持清洁、干燥，以促进脐带断端脱落。

⑤眼部护理：应确保眼膏一婴一用，避免交叉感染。如果出现眼睑发红、肿胀或分泌物过多，需请专科医师诊疗。

⑥其他新生儿保健措施：出生24小时后新生儿洗澡，根据卫生行政部门的相关规定接种乙肝疫苗和卡介苗等。新生儿每6小时